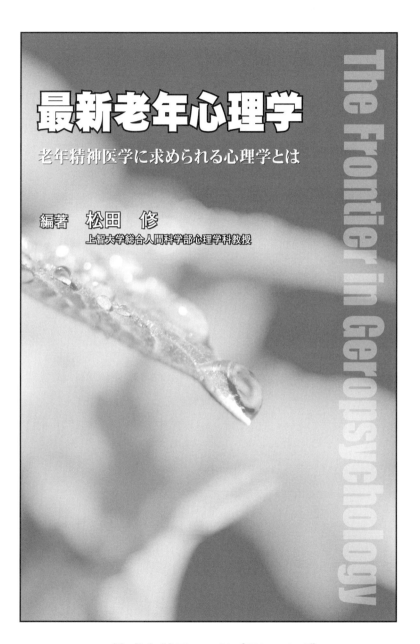

最新老年心理学

老年精神医学に求められる心理学とは

編著 松田 修
上智大学総合人間科学部心理学科教授

The Frontier in Geropsychology

株式会社ワールドプランニング

序　文

　『平成 29 年版高齢社会白書』によると，わが国の総人口は 2016 年 10 月 1 日現在 1 億 2693 万人，65 歳以上の高齢者人口は 3459 万人となり，総人口に占める割合（高齢化率）は 27.3％となった．高齢者人口のうち，「65〜74 歳人口」は 1768 万人で総人口に占める割合は 13.9％，「75 歳以上人口」は 1691 万人で，総人口に占める割合は 13.3％となった．総人口が減少するなかで高齢者が増加することにより高齢化率は上昇を続け，2065 年には 38.4％となる．しかも，総人口に占める 75 歳以上人口の割合は 2065 年に 25.5％となり，国民の約 4 人に 1 人が 75 歳以上となる日がやってくる．

　世帯の様子も変化した．同白書によると，1980 年では世帯構造のなかで三世代世帯の割合が最多で，全体の半数を占めていたが，2015 年では夫婦のみの世帯が最も多く約 3 割を占め，単独世帯と合わせると半数を超える状況となった．この間，子どもとの同居の割合も変化した．65 歳以上の高齢者について子どもとの同居率をみると，1980 年に約 7 割であったものが，2015 年には 39.0％と大幅に減少した．これに対し，単独世帯または夫婦のみの者については，1980 年には合わせて 3 割弱であったものが，2015 年には 56.9％まで増加した．

　このようにわが国の高齢化はさらに進み，世帯構造も大きく変化してきている．

　私たちは生きている限り時間とともに必ず歳をとっていく．歳をとるとさまざまな機能に変化が起きてくる．生物-心理-社会のすべての側面

に加齢による変化が起こる．私たちはその変化に適応し，老いとともに生きることが求められているのである．もちろん，それは決して簡単ではないかもしれない．しかし，その努力を続けることが多くの人々の幸福にきっと役立つはずである．

　現在，さまざまな立場から，歳をとっても，だれもが皆，安全に，そして，安心して暮らせる社会をつくるための取組みが行われている．心理学の立場からも，こうした取組みに貢献できることはあるはずである．

　本書でも述べられているように，老年心理学は，高齢者や加齢を主な研究対象とした心理学の一分野である．その内容は，知能，記憶，ワーキングメモリなど，認知機能の加齢変化に関するものから，パーソナリティや補償プロセスなど，加齢変化への適応に関するものまで，幅広いテーマが含まれている．また老年精神医療との関連では，近年アセスメントや心理療法に関する研究が活発に行われている．これらの研究成果は，老年精神医学の専門医の臨床実践や臨床研究にとっても重要な知見を含むはずである．

　従来のわが国の心理学においては，老年期や加齢に関する研究はどちらかといえばマイナーであったといわざるを得ない．しかし，これからはその状況は変わるはずである．人口の高齢化に伴って，老年期の心理に関心をもち始めた心理学者が徐々に増え，数々の重要な研究を報告し始めるようになってきたからである．本書はこうした研究動向を知る重要な手がかりとなるはずである．

　なお，本書は，「老年精神医学雑誌」の基礎講座として 2015 年 1 月から 2016 年 2 月にかけて連載した『老年心理学の最前線』に加筆・修正を加えたものに，新たに老年臨床心理学の章を追加したものである．今回，多忙をきわめる第一線の研究者から協力をいただけたことは本当に幸運であった．執筆にご快諾くださった先生方に，改めて深謝する次第である．

　2018 年 5 月

　　　　　　　上智大学総合人間科学部心理学科教授　松　田　　　修

執筆者一覧

● 編者

松田　修　　上智大学総合人間科学部心理学科

● 執筆者一覧（五十音順）

石原　治　　静岡福祉大学社会福祉学部福祉心理学科

板口　典弘　慶應義塾大学理工学部システムデザイン工学科

苧阪　直行　京都大学名誉教授／大阪大学脳情報通信融合研究センター

長田　久雄　桜美林大学大学院老年学研究科

熊田　孝恒　京都大学大学院情報学研究科

小林江里香　東京都健康長寿医療センター研究所社会参加と地域保健研究
　　　　　　チーム

佐藤　眞一　大阪大学大学院人間科学研究科

佐野　智子　城西国際大学福祉総合学部福祉総合学科

清水　寛之　神戸学院大学心理学部心理学科

成田　健一　関西学院大学文学部総合心理科学科

福澤　一吉　早稲田大学文学部

増本　康平　神戸大学大学院人間発達環境学研究科

松田　修　　上智大学総合人間科学部心理学科

森田　恵子　日本医療科学大学保健医療学部看護学科

山中　克夫　筑波大学人間系

渡部　諭　　秋田県立大学総合科学教育研究センター

目　次

序文 ……………………………………………………………… 松田　修 … iii

執筆者一覧 ………………………………………………………………　v

第1章　老年心理学研究の新展開 ……………………… 佐藤眞一 … 1

はじめに；加齢と発達 ……………………………………………　1

Ⅰ. 心理資源の配分プロセス ………………………………………　3

　　1. 社会情動的選択性理論　4

　　2. 同化と調節による対処の二重過程モデル　4

　　3. 1次的・2次的制御理論　5

　　4. 補償を伴う選択的最適化理論　6

Ⅱ. Aging Paradox と記憶 …………………………………………　6

Ⅲ. 認知の予備力と認知トレーニング …………………………　8

おわりに …………………………………………………………… 11

第2章　高齢者の知能 ………………………………… 山中克夫 … 15

はじめに ………………………………………………………… 15

Ⅰ. 流動性知能と結晶性知能から高齢者の知能をとらえる ……… 16

Ⅱ. CHC モデルから高齢者の知能をとらえる ………………… 17

Ⅲ. 能力の低下に対応し，高齢者の優れた能力を引き出す
　　ためには …………………………………………………… 20

Ⅳ．観察調査により明らかにされた高齢者の知的活動の

つまずき ……………………………………………………… 21

Ⅴ．高齢期の知能の状態に悪影響を及ぼす要因 …………………… 22

　1．視力や聴力の低下　22

　2．フレイル（frailty：虚弱）　23

　3．その他　23

おわりに ……………………………………………………………… 23

第3章　高齢者の感覚の特徴

……………………………………長田久雄・佐野智子・森田恵子… 27

はじめに ……………………………………………………………… 28

Ⅰ．高齢者の視覚の特徴 …………………………………………… 28

Ⅱ．高齢者の視覚と日常生活 ……………………………………… 30

Ⅲ．視覚機能低下への対応 ………………………………………… 31

Ⅳ．高齢者の聴覚の特徴 …………………………………………… 32

Ⅴ．高齢者の聴覚と日常生活 ……………………………………… 37

Ⅵ．聴覚機能低下への対応 ………………………………………… 38

Ⅶ．高齢者の嗅覚・味覚・皮膚感覚の特徴 ……………………… 40

　1．嗅覚の特徴　40

　2．味覚の特徴　41

　3．皮膚感覚の特徴　42

Ⅷ．高齢者の嗅覚・味覚・皮膚感覚と日常生活 ………………… 43

　1．嗅覚と日常生活　43

　2．味覚と日常生活　43

　3．皮膚感覚と日常生活　44

Ⅸ．嗅覚・味覚・皮膚感覚機能低下への対応 …………………… 44

第4章　高齢者の実行機能 ……………………………………熊田孝恒… 51

Ⅰ．実行機能とは …………………………………………………… 51

Ⅱ．抑制 ……………………………………………………………… 53

1．ストループ課題　53

　　　2．注意の捕捉　54

　　　3．抑制と脳機能　55

　Ⅲ．認知的柔軟性 ………………………………………………… 56

　　　1．ウィスコンシンカード分類課題　56

　　　2．課題切り替え　57

　　　3．認知的柔軟性と他の実行機能の関係　58

　Ⅳ．より高次の課題との関係 …………………………………… 59

　　　1．プランニング　59

　　　2．手段的日常生活動作能力　60

　Ⅴ．実行機能にかかわる脳活動の加齢変化 ………………… 61

　　　1．加齢による後頭前頭シフト（PASA）　61

　　　2．加齢による初期-後期シフト（ELSA）　61

　まとめ …………………………………………………………… 62

第5章　高齢者の言語
　　　　　── 加齢による単語認知・産出および

　　　　　　語彙ネットワークの変容 …………板口典弘・福澤一吉… 65

序言 ………………………………………………………………… 65

　Ⅰ．単語認知 ……………………………………………………… 66

　　　1．加齢による知覚感度低下　66

　　　2．ノイズによる単語認知成績の低下　67

　　　3．語彙特性効果における年齢差　69

　Ⅱ．単語の産出 …………………………………………………… 70

　　　1．呼称における誤り　70

　　　2．tip-of-the-tongue（TOT）　72

　Ⅲ．語彙ネットワークの変化 …………………………………… 73

　　　1．加齢による語彙の増加　73

　　　2．加齢による語彙の減少；前向性健忘症例　74

結語 ………………………………………………………………… 76

x

第6章　高齢者の記憶 ……………………………石原　治… 83

Ⅰ．高齢者の記憶研究を理解する前に ……………………………… 84

　1．加齢　84

　2．高齢者の年齢　85

　3．高齢者の特質（demographic）の測定の必要性　85

　4．高齢者の測定方法　86

Ⅱ．記憶研究 …………………………………………………………… 87

　1．短期記憶と作動記憶（ワーキングメモリ）　87

　2．エピソード記憶と意味記憶　88

　3．手続き記憶　91

　4．自伝的記憶　91

　5．展望記憶　93

Ⅲ．まとめと今後の課題 ……………………………………………… 93

第7章　高齢者の自伝的記憶 ………………………増本康平… 97

はじめに ………………………………………………………………… 97

Ⅰ．自伝的記憶とは ……………………………………………………… 98

Ⅱ．自伝的記憶の特徴と機能 ………………………………………… 99

　1．レミニセンスバンプ　99

　2．再構成　100

　3．機能　101

Ⅲ．自伝的記憶の感情調整機能 ………………………………………102

　1．抑うつと自伝的記憶　102

　2．自伝的記憶と感情調整　103

　3．自伝的記憶と心理的介入　104

　4．高齢者の感情調整　104

おわりに；幸福な人生とは …………………………………………105

第8章　高齢者のメタ記憶 …………………………清水寛之…111

はじめに ………………………………………………………………111

Ⅰ．メタ記憶の理論的枠組み ……………………………………112

1．メタ記憶の語義と構成　　112

2．種々のメタ記憶的知識　　113

3．メタ記憶的活動の諸相　　114

Ⅱ．高齢者のメタ記憶の特徴 ……………………………………115

1．メタ記憶的知識の加齢変化　　115

2．メタ記憶的活動の加齢変化　　116

3．メタ記憶の機能低下への対処　　119

Ⅲ．今後の課題と方向性 …………………………………………120

第9章　ワーキングメモリとコグニティブエイジング

…………………………………………苧阪直行…125

はじめに ……………………………………………………………125

Ⅰ．ワーキングメモリの容量 ……………………………………126

Ⅱ．ワーキングメモリの未来志向性 ……………………………127

Ⅲ．ワーキングメモリとエイジングブレイン …………………128

Ⅳ．前頭葉の働き …………………………………………………132

Ⅴ．実行系機能 ……………………………………………………133

Ⅵ．高齢者でも低下が緩やかなワーキングメモリ課題 …………134

おわりに ……………………………………………………………136

第10章　高齢者の意思決定 ……………………………渡部　諭…139

はじめに ……………………………………………………………140

Ⅰ．行動的意思決定理論の枠組み ………………………………140

Ⅱ．高齢者の意思決定とフレーミング効果 ……………………141

Ⅲ．高齢者の意思決定とプロスペクト理論 ……………………144

Ⅳ．高齢者の意思決定と情動 ……………………………………148

Ⅴ．高齢者の意思決定と振り込め詐欺 …………………………150

おわりに ……………………………………………………………151

xii

第11章　高齢者の社会関係・社会活動 ················小林江里香···155

はじめに ···155

Ⅰ．人とのつながり；社会関係への着目 ·······················156

　　1．構造的・機能的側面からの概念的整理　156

　　2．社会関係の心身の健康への影響　158

　　　1）心理的なウェルビーイングとの関連　*158*

　　　2）身体的健康への影響とメカニズム　*159*

Ⅱ．活動内容への着目 ·····································161

　　1．概念的整理：社会活動，社会参加，余暇活動，

　　　　プロダクティブな活動　161

　　2．活動内容別にみた心身の健康への影響　164

　　　1）グループ活動と余暇活動　*164*

　　　2）家庭外でのプロダクティブな活動　*164*

　　　3）家庭内でのプロダクティブな活動　*166*

　　　4）プロダクティブな活動と社会的役割　*166*

おわりに ···167

第12章　高齢者のパーソナリティ ·····················成田健一···175

Ⅰ．パーソナリティとは ·····································175

Ⅱ．高齢者のパーソナリティ研究の現況；計量書誌学的検討

　　···178

Ⅲ．パーソナリティと加齢 ·································180

　　1．特性論；特性5因子モデルを中心に　180

　　2．レジリエンスとパーソナリティ；特性5因子を

　　　　中心に　182

　　3．自己；自尊感情を中心に　186

Ⅳ．パーソナリティ研究の多様性 ·······················188

第13章　老年期の心理臨床
　　　—— 老年臨床心理学の最前線　………………松田　修…197

はじめに ……………………………………………………………197

Ⅰ．老年臨床心理学小史 …………………………………………198

Ⅱ．高齢者の心理的問題 …………………………………………201

　1．フレイル研究　202

　2．軽度認知障害・プレクリニカル・アルツハイマー病
　　　研究　203

　3．認知症の非薬物療法に関する心理学的研究　204

　4．本人世界に注目した認知症研究　205

　5．高齢者介護研究　207

おわりに ……………………………………………………………208

第14章　老年精神医療における老年心理学研究の応用
　　　………………………………………………松田　修…215

はじめに ……………………………………………………………215

Ⅰ．老年精神医療における心理学的理解の必要性 ……………216

　1．加齢による能力変化の特徴の解明　217

　2．高齢者特有の心理的，社会的状況の理解　218

Ⅱ．老年心理学の応用；その可能性と課題 ……………………219

　1．高齢者に対する心理療法　219

　2．神経認知領域の心理アセスメント　221

おわりに ……………………………………………………………223

索　　引 ……………………………………………………………227

第1章
老年心理学研究の新展開

---要　約---

老年期は，従来，成長期と成熟期のあとに続く老衰期ととらえられてきた．しかし，人は他者と関わり続ける限り，発達的な存在である．こうした生涯発達的観点から心理資源の配分プロセスを説明する理論として，社会情動的選択性理論，二重過程モデル，1次的・2次的制御理論，および補償を伴う選択的最適化理論を紹介する．生涯発達の概念が発展するにつれて，老年心理学の中心的テーマは老いのポジティブな面に移ってきた．心身機能の衰えにもかかわらず，高齢者の老いに対する適応性のよさを示す現象として注目されている Aging Paradox について，展望的記憶とメタ記憶を例に検討する．老年発達は初期発達に比べて多様であり，高齢期の個人差を説明することは老年心理学の重要な課題である．この点について，認知機能の個人差を説明する認知の予備力モデルを紹介し，その実践的応用の例として認知トレーニングの有効性を検討する．

Key words：生涯発達，心理資源の配分プロセス，Aging Paradox，
　　　　　　認知の予備力，認知トレーニング

はじめに
―― 加齢と発達 ――

　日本学術会議臨床医学委員会老化分科会が提言した「超高齢社会のフ

ロントランナー日本；これからの日本の医学・医療のあり方」[13]では，従来の「治す」医療から「治し支える」医療へのパラダイム転換の必要性が謳われ，「病気の完全治癒を目指すという従来型の医療モデルを高齢者に適用することは困難」であるため，回復期，慢性期への対応法が大切であり，医療と福祉のさらなる連携の重要性が示されている．

　すなわち，今後は，治療を最優先する急性期疾患モデルから，完全治癒は望めない慢性期疾患を抱える患者の生活の質（quality of life；QOL）を維持あるいは高めるモデルを意識した医療へとパラダイム転換すべきことを示したものである．たとえば，現状では認知症はその大部分が完全治癒を望めないため，この提言の意味するところは重要である．

　心理学は，その基礎と応用の両分野において，認知症のみならず，さまざまな疾患を抱えた高齢者の精神的な支えを提供するためにも，今後はその重要度が従来以上に高まるものと期待される．

　一般的に，老年期とは，人生初期の成長期，そして人生中期に完態（perfect state）を迎える成熟期に続く，衰退していく時期としての人生の最後の年代と考えられている．しかし，Baltes が，同僚の Goulet とともに，1969 年に開催した「生涯発達心理学に関するウェスト・バージニア会議」[7]において提唱した受胎から死までを対象とする生涯発達心理学（life-span developmental psychology）は，その後，徐々に心理学界で受け入れられるようになってきた．

　近年は，人生初期を主な研究対象とする研究者においても，人の生涯を射程にいれて初期発達研究を進めようとする機運が高まっている．人は，「他者との積極的な関わりのなかで生起する共同行為の過程で最大効率の学習が成立する」ために，他者と関わり続ける限り一生涯にわたって発達し続ける存在であり，それは自ら積極的に他者や社会に関わっていくことばかりでなく，他者や社会から支えられることで初めて発達していく存在と指摘されている [23]．すなわち，出生からその死まで発達し続ける存在こそ人であり，また，人は他者や社会からの支援を受けてこそ発達する存在であることが明確に示されている．

　老年心理学は，学際的研究分野である老年学の一領域と認識されてい

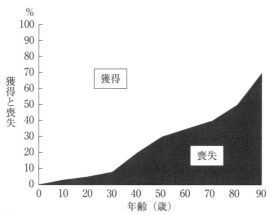

(Baltes PB : Theoretical propositions of lifespan developmental psychology ; On the dynamics between growth and decline. *Dev Psychol*, 23 (5) : 611-626, 1987)

図 1-1　生涯発達プロセスにおける獲得と喪失の比率

ると同時に，時間指標を含む心理学の分野である発達心理学の一領域でもある．また，近年は，老年期のうつ病や認知症を支える実践の重要性の高まりとともに，臨床心理学の意義と重要性が認識されつつある．

I．心理資源の配分プロセス

　Baltesの生涯発達モデルは，心理学的機能の基礎となる資源の獲得と喪失，およびその配分プロセスから構成されている[18]．図1-1に示すように[1]，成人期以降の獲得は，それ以前よりも少なくなる．しかしながら，獲得に対する喪失の比率が増加するからといって，生活適応機能は必ずしも低下するわけではない．このことを示すのが配分プロセスの理論である．

　以下に，Riedigerら[15]に従って，現代の生涯発達理論として注目されている4つの理論を簡略に紹介する．

1．社会情動的選択性理論

Carstensen[5]は，未来展望の年齢に伴う変化を統合するメカニズムを説明する理論として，社会情動的選択性理論（socioemotional selectivity theory；SST）を提唱した．この理論は，自分の未来展望をどのように知覚しているかが，それに関連する行動の動機づけの対象を規定すると考え，知識の獲得に向かう未来展望か，それとも情動の統合に向かう未来展望かを人の発達に結びつけている．

SST の観点から動機づけや認知機能にはどのような影響が現れるかを調べた研究によると，加齢に伴って情動にかかわる情報への認知資源の配分量が増加すること，そして，若年期の情報処理はネガティブな材料に向かうのに対して，老年期にはネガティブな情報に向かうことをしだいに抑制するようになり，ポジティブな材料の情報処理に向かうことが明らかになった．こうした動機づけの構えをポジティブ選好性（positive preference）というが，老年期はこの傾向が高くなり，それによってポジティブな情報処理が優先されることはポジティビティ効果（positivity effect）と呼ばれている．

2．同化と調節による対処の二重過程モデル

心理的資源の喪失に直面した場合の対処（coping）方略として Brandtstädter と Greve[4]が提唱したのが二重過程モデルである．この理論モデルによれば，期待と現実の間の再確立を実現して，肯定的な自己感を維持するために，人は同化と調節という方略をとるとされる．

同化型方略とは，期待と現実の差を埋める方向に自ら能動的かつ集中的に環境を変化させるように努力することである．一方，この努力の有効性に限界を感じると調節型方略を採用するようになり，自動的で柔軟な（能動的で集中的でない）目標調整過程に移行するため，好ましさと目標を変更するような適応手段をとるようになる．

加齢に伴って喪失体験が増加するため，同化による対処方略から調節による対処方略に移行することで適応性が高まると考えられている．

3. 1次的・2次的制御理論

人は発達過程において膨大な選択肢を有するものの，何らかの方法で選択を迫られる．一方で，環境は運命的に用意されているにもかかわらず，それに適応しなければならない．いずれにおいても何らかの失敗が生じた場合には，それへの対処が必要となる．この点を検討するために，Rothbaum ら[16]の1次的制御（primary control）と2次的制御（secondary control）の概念を取り入れ，発達的調整作用（developmental regulation）の概念を提唱したのが Heckhausen[10]である．

発達的調整作用とは，人は目的的行動に対してどのような統制方略をとるのかを検討するための概念である．1次的制御は欲求や願望に適するように外的環境を変えようとする試みとその能力についての信念のことであり，2次的制御は現状に適応するために自らの内的世界（目標，願望，信念など）を調整しようとする試みである．通常は，まず1次的制御が試みられ，それを補う目的で2次的制御が行われる．

加齢に伴う喪失に遭遇することが増加する中高年期では，人は機能低下に対する外界への働きかけとして1次的制御を行うが，そこには加齢に伴うさまざまな限界が存在するために，さらに適応のための2次的制御を行うように動機づけられると考えられている．そのため，この理論は動機づけ理論ともいわれる．

Heckhausen と Schulz[9]は，1次的制御と2次的制御とを組み合わせて，選択と補償に関する4タイプの方略を類別し（選択的1次的制御，選択的2次的制御，補償的1次的制御，補償的2次的制御），具体的行為との関係で中高年期における自己の適応性について検討する「1次的および2次的制御における最適化の2次元モデル（two dimensional model of optimization in primary and secondary control ; OPS モデル）」を提唱している．

心身機能の低下する老年期には，人は環境に働きかけるよりも内的世界に関心を向けるようになる．このことは，古典的な社会的離脱理論が示した人の老後生活のあり方に対応するものであり，また，さきに示した Brandtstädter らによる対処理論と類似している．

4．補償を伴う選択的最適化理論

　前述したように，生涯発達心理学を唱導してきた Baltes の理論的主柱は大きく 2 つに分けて考えることができる．まず，発達とは獲得（gains）と喪失（loss）の相互作用によって進行する成長と老化のダイナミクスととらえる考え方である．すなわち，成長と老化の発達的交替は，生涯の過程のなかで生起し続け，その弁証法的特徴をとらえることの重要性を示した．

　第 2 が，この発達的交替の生涯過程のなかで生じる実際的問題に人々はどう対処しているかに関する理論である．これが補償を伴う選択的最適化理論（selective optimization with compensation ; SOC）[2,3]である．この理論によると，加齢による心身機能の低下によって，それまでの水準が保てなくなってしまった場合に，その対処法として適用することで，自己の姿を維持し続けることができると考えられている．すなわち，若いころよりも狭い領域を探索し，特定の目標に絞る（選択），機能低下を補う手段や方法を獲得して喪失を補う（補償），そして，その狭い領域や特定の目標に最適な方略をとり，適応の機会を増やす（最適化）のである．高齢になると喪失は獲得をかなり上回るものである．SOC 理論に基づく対処方略を実践することで，加齢に伴って増大する喪失に対処し，自己像の急激な変化を抑制することができると考えられている．

　なお，最近，Heckhausen の研究グループは，この SOC 理論と Brandtstädter のグループの二重過程理論，および彼女らの制御理論（動機づけ理論）を統合する試みを発表した[8]．今後の展開が期待される．

Ⅱ．Aging Paradox と記憶

　生涯発達の概念が明確化するにつれて，老年心理学の中心的テーマは，老いのポジティブな面に移ってきた．なかでも近年の話題は，Aging Paradox と呼ばれる現象である．

　一般的に，加齢に伴って記憶能力は低下すると考えられている．たしかに，過去の記憶を思い出す回想的記憶の検査成績は，加齢とともに低

下する．しかし，現在を起点とする未来の行動についての記憶である展望的記憶は，若年者よりも高齢者の成績のほうがよいというデータが数多く存在する．

展望的記憶が悪いと，いわゆる「し忘れ」が増加する．ほとんどの健常な中高年者は，人の名前が思い出せずに喉まで出かかっているというTOT現象（tip of the tongue）に悩むものであるが，日常生活のなかで大事な約束を忘れるということはほとんどない．増本ら[12]が若年者と高齢者を対象として，1日3回指定された番号に電話をするという展望的記憶課題を1週間実施したところ，8時，13時，18時に電話をすることが求められる時間ベース条件では，13時の成績が若干下がるものの若年者の成績と遜色なく，朝・昼・晩の食事後に電話をすることが求められる事象ベース条件では，若年者よりもよい成績を示した．

展望的記憶は，実験室の人工的な状況では高齢者の課題成績は若年者よりも悪いのが通常であるが，規則正しい行動，あるいはメモや携帯電話のアラーム機能などの外部補助記憶装置の利用など，日常生活では記憶の低下を補償するためのさまざまな対処行動がとられていると予想される．

また，通常，高齢者は自己の記憶能力を低く評価していると思われている．記憶に対する自己認識を心理学では「メタ記憶」というが，筆者らが調べたところでも，健常な高齢者は，若年者よりもメタ記憶得点が高いことが明らかとなった[19,20]．これは，従来の種々のメタ記憶測定尺度を用いた研究でも一貫した傾向である．つまり，記憶能力に自信がないのは高齢者ではなく若年者なのである．

しかし，メタ記憶と記憶検査成績の関連性を検討してみると，ここでもやはりメタ記憶がよく記憶能力に自信があるはずの高齢者の記憶テスト成績は，若年者よりも悪いだけでなく，高齢者同士の間でもメタ記憶の高低と記憶成績には関連性のないことがわかった[19,20]．

以上は，老年心理学ではAging Paradoxとして話題となっている現象の一端である．Aging Paradoxとは，機能が低下しているはずの高齢者が，実際の生活場面では予想外の順応性のよさを示す現象のことである．

身体機能がきわめて低下しているにもかかわらず，十分に一人暮らしを楽しめている高齢者は多い．こうした高齢者の老いに対する適応性のよさは，医学的検査や心理学実験では見逃されてしまう．日常の行動観察によって初めてこのことを理解することができる．

Aging Paradox は，高齢者は明らかに発達的存在であることを示している．適応的な存在として高齢者をとらえることが，老年心理学の一つの柱となる．検査や実験で得られた高齢者の機能は，実生活で発揮されている機能のレベルとは異なる．実際には低下した機能であっても，それをより的確に使用する順応性と，失敗や不利さえもポジティブにとらえる心理機制を有する発達的存在が高齢者なのである[17]．前述したCarstensen の社会情動的選択性理論（SST）は，Aging Paradox を動機づけの観点から説明しようとしており，有力な理論的背景となっている．

Ⅲ．認知の予備力と認知トレーニング

初期発達に比べて老年発達は多様であり，個人差の大きさは老年心理学で常に研究上の課題となる．

認知機能の個人差を説明するモデルに認知の予備力（cognitive reserve）が提唱されている[6]．予備力は，脳の大きさ，神経やシナプスの数など大脳の量的な大きさ，さらには，人生上の経験（例：食生活や運動等）によって影響を受ける神経細胞や血管の新生，細胞死に対する抵抗力，脳の可塑性を増大させる調整機能などを含む脳の予備力（brain reserve）と，脳に病理学的症状がある場合（例：外傷，認知症等）の情報処理能力の個人差である認知の予備力に分けることができる．そして，認知の予備力は，さらに情報処理課題の成績の基礎となる大脳のネットワークや認知的枠組み（例：ワーキングメモリ）における性能，容量，および柔軟性の個人差を説明し，脳に病理学的症状がある場合の認知的混乱によりよく対処するための神経の予備力（neural reserve）と，脳に病理学的症状がある場合の認知的混乱を補償する能力の個人差を説明し，正常な脳では使用されない脳の構造やネットワークが用いられる

（例：失語症の機能回復）神経の補償力（neural compensation）に分類することができる[22].

　海馬の神経産生を含む有酸素運動による脳の構造的変化は脳の予備力に当たる．それに対して，日常的に脳機能を活発に使用する生活をする人とそうでない人は，脳卒中や事故によって脳細胞にダメージを受けた場合，その損傷が同程度であっても，認知機能に明らかな差があることが示された[22].すなわち，脳機能を活発に使用している人は，脳にダメージを負っても，そうでない人よりも認知機能検査の成績がよかったのである．このことが認知の予備力を示している．

　近年，この理論に基づいて認知症予防のための認知トレーニングが行われるようになってきた．アメリカの修道女を対象としたナンスタディ（Nun Study）[21]では，生前には認知機能は正常とされていた対象者が死後の剖検では脳にアルツハイマー病変が確認されたことが報告されている．現在では，この例は認知の予備力によってアルツハイマー病の発現がみられなかったと考えられている．つまり，認知機能を活発に使用するような日常生活を送ることによって，脳全体の機能性が高まって認知力の蓄えがなされれば，たとえ脳の一部に病変が生じても認知機能の低下が遅れ，異常な機能低下に結びつかない可能性を示すものである．

　図1-2に，認知の予備力とアルツハイマー病発現に関する模式図を示した[22]．予備力の高い人は，低い人に比べて認知症が始まっていたとしてもその異常性が現れるのが遅くなることを示している．したがって，認知症予防トレーニングによって認知機能を維持あるいは向上させることは，2次予防としての認知症への対応策と位置づけられる．

　ところで，認知トレーニングが認知機能の全般的な機能に効果があるのかどうかは，その介入方略によって異なることがわかってきた．3,000人にも及ぶ大規模ランダム化比較試験（RCT）デザインで10年間にわたって行われたAdvanced Cognitive Training for Independent and Vital Elderly（ACTIVE）[14]では，記憶，情報処理の速さ，および論理的推理の3領域についてそれぞれ介入が行われたが，記憶領域以外はその領域の機能は10年間維持されたものの，他領域への般化は認められな

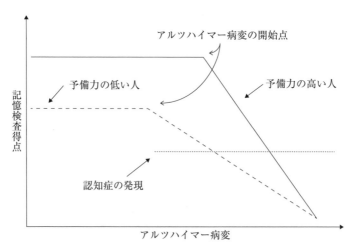

(Stern Y : Cognitive reserve. *Neuropsychologia*, 47（10）: 2015-2028, 2009)
図 1-2　認知の予備力と認知症の発現

かった．しかしながら，自己評価は統制群よりもよかったことから，介入プログラムへの参加を通じて生活スタイルがポジティブに変わったことなどが自己効力感や自尊感情を高めたことが推定されている．

　Lustig ら[11]は，認知機能維持・向上のための介入プログラムを①方略取得の訓練（strategy training），②複数の認知遂行によるアプローチ（multimodal approach），③心臓循環器系の訓練（cardiovascular training），④認知の共通プロセス訓練（process training）に分けてレビューした．それによると，①は訓練領域のみには有効であるが他の認知機能には般化しないこと，②は生活スタイルが変わる効果のあること，③は神経および認知の予備力に効果があり，感情的 well-being も向上すること，④は異なる課題遂行に伴う共通脳領域がともに活性化することが示された．

　いずれにしても，認知機能の低下および認知症予防のための認知トレーニングは，その効果性を十分に予想して企画・運営することが求められるであろう．

おわりに

　老年心理学は，医療と福祉の間にあって，医療に対しては認知機能を含む多様な基礎的知見を提供できる分野であり，また，福祉に対しては人間関係を含む心理学的な知見を背景にした実践的なエビデンスを提供できる分野である．本章では，臨床心理学的な側面は扱わなかったが，発達的存在としての高齢者をとらえること，そして，それによって立ち現れる老いのポジティブな側面に注目するアプローチは，個々の高齢者への支援に関して有益な示唆を与えるものと思われる．

文　献

1) Baltes PB : Theoretical propositions of life-span developmental psychology ; On the dynamics between growth and decline. *Dev Psychol*, **23** (5) : 611-626 (1987).
2) Baltes PB, Baltes MM : Successful Aging ; Perspectives from the Behavioral Sciences. Cambridge U.P., New York (1990).
3) Baltes PB : On the incomplete architecture of human ontogeny ; Selection, optimization, and compensation as foundation of developmental theory. *Am Psychol*, **52** (4) : 366-380 (1997).
4) Brandtstädter J, Greve W : The aging self ; Stabilizing and protective processes. *Dev Rev*, **14** (1) : 52-80 (1994).
5) Carstensen LL : Selectivity theory ; Social activity in life-span context. *Annual Review of Gerontology and Geriatrics*, **11** : 195-217 (1991).
6) 権藤恭之，石岡良子：高齢者心理学の研究動向；認知加齢に注目して．日老医誌，**51** (3)：195-202 (2014).
7) Goulet LR, Baltes PB (eds.) : Lifespan Developmental Psychology ; Research and Theory. Academic Press, New York (1970).
8) Haase CM, Heckhausen J, Wrosch C : Developmental regulation across the life span ; Toward a new synthesis. *Dev Psychol*, **49** (5) : 964-972 (2013).
9) Heckhausen J, Schulz R : A life span theory of control. *Psychol Rev*, **102** (2) : 283-304 (1995).
10) Heckhausen J : Developmental regulation across adulthood ; Primary and secondary control of age-related challenges. *Dev Psychol*, **33** (1) : 176-187 (1997).
11) Lustig C, Shah P, Seidler R, Reuter-Lorenz PA : Aging, training, and the brain ; A review and future directions. *Neuropsychol Rev*, **19** (4) : 504-522

(2009).

12) 増本康平, 林　知世, 藤田綾子：日常生活における高齢者の展望的記憶に関する研究. 老年精神医学雑誌, **18**（2）：187-195（2007）.

13) 日本学術会議臨床医学委員会老化分科会（委員長：大島伸一）：提言　超高齢社会のフロントランナー日本；これからの日本の医学・医療のあり方. 日本学術会議, 平成 26 年 9 月 30 日. Available at：http://www.scj.go.jp/ja/info/kohyo/pdf/kohyo-22-t197-7.pdf

14) Rebok GW, Ball K, Guey LT, Jones RN, et al.: Ten-year effects of the advanced cognitive training for independent and vital elderly cognitive training trial on cognition and everyday functioning in older adults. *J Am Geriatr Soc*, **62**（1）: 16-24（2014）.

15) Riediger M, Lee S, Lindenberger U : Selection, optimization, and compensation as developmental mechanisms of adaptive resource allocation ; Review and preview. *In* Handbook of the Psychology and Aging, ed. by Birren JE, Schaie KW, 289-313, Elsevier Academic Press, Burlington, MA（2005）.（長嶋紀一, 北村世都訳：適応的な資源分配の発達的メカニズムとしての選択・最適化・補償；これまでの知見と今後の展望. 藤田綾子, 山本浩市監訳, エイジング心理学ハンドブック, 201-217, 北大路書房, 京都, 2008）

16) Rothbaum F, Weisz J, Snyder SS : Changing the world and changing the self ; A two-process model of perceived control. *J Pers Soc Psychol*, **42**（1）: 5-37（1982）.

17) 佐藤眞一：応用老年行動学の意義と目的. 応用老年学, **4**（1）：4-12（2010）.

18) 佐藤眞一：老年心理学からのアプローチによる認知症研究の基礎と応用. 発達心理学研究, **24**（4）：495-503（2013）.

19) Shimanouchi A, Sato S : Age effect on memory self-confidence. 19th Congress of The International Association of Gerontology and Geriatrics, Paris, France（2010）.

20) 島内　晶：高齢者のメタ記憶における自信度および虚偽記憶との関連性；サクセスフル・エイジングの観点から. 行動科学, **50**（2）：1-7（2012）.

21) Snowdon D : Aging with Grace ; What the Nun Study Teaches Us About Lead in Longer, Healthier, and More Meaningful Lives. Bantam, New York（2001）.（藤井留美訳：100 歳の美しい脳；アルツハイマー病解明に手をさしのべた修道女たち. DHC, 東京, 2004）

22) Stern Y : Cognitive reserve. *Neuropsychologia*, **47**（10）: 2015-2028（2009）.

23) 田島信元（監）：現代心理学「発達と支援Ⅱ；児童期～高齢期」リーフレット. サン・エデュケーショナル, 東京（2013）.

【さらに学習を深めたい方のために】

1) 佐藤眞一，高山　緑，増本康平：老いのこころ；加齢と成熟の発達心理学．有斐閣，東京（2014）．
2) 佐藤眞一，権藤恭之（編）：よくわかる高齢者心理学．ミネルヴァ書房，京都（2016）．

（佐藤眞一）

第2章

高齢者の知能

要 約

本章では，Cattle-Horn-Carroll（CHC）モデルを踏まえたうえで，
知能検査 WAIS-Ⅳ（アメリカ版）のデータをもとに行われた知能
の加齢変化に関する研究を紹介した．そこでは，「知覚推理（流動
性能力 Gf/ 視覚処理 Gv）」と「処理速度（スピード Gs）」が最も加
齢の影響を受けやすく，逆に「言語理解（結晶性能力 Gc）」が最も
影響を受けにくいことが示されている．加えて，こうした特徴を踏
まえて，高齢者が能力を発揮するための方略について考察した．ま
た，認知的クロノエスノグラフィーの手法により明らかにされた，
実際場面（例として，駅での乗り換え，駅内の施設利用）における
高齢者の知的な活動のつまずきに関して，プランニングが低下して
いるタイプと，プランニングに加えて注意機能も低下しているタイ
プのつまずき方の違いについて紹介した．最後に，知能の加齢変化
に影響を及ぼす要因に関して，視聴覚機能の低下，フレイル，その
他の身体的疾患についてふれた．

Key words：WAIS-Ⅳ，Cattle-Horn-Carroll（CHC）モデル，認知的
クロノエスノグラフィー，視聴覚機能の低下，フレイル

はじめに

本書では，「知能」と「認知機能」という2つのよく似た用語が登場

する．それらは同じものを指すのか，それとも違うものを指すものか，
読者のなかには混乱する人もいるかもしれない．そのため，最初にこの
点についてふれておきたい．結論からいえば，基本的に知能と認知機能
は，人間の「能力」を指す同じ言葉と考えてよいだろう．そのため，本
稿では知能という言葉を用いるが，認知機能と置き換えて理解しても
らってよい．ただし，2つの言葉の歴史的背景は異なる．知能とは，人
間の能力の様子を表す言葉として古くから一般的に用いられてきたもの
である．それを客観的に測定しようとしたものが知能検査であり，歴史
的にみれば，知能検査の開発者の知能観とともに知能研究は発展してき
た．これに対して，認知機能とは，認知心理学の登場によって使われる
ようになった比較的新しい言葉である．もともとこの認知心理学は，人
間の「頭の働き」や「思考の仕組み」について，情報処理の観点から明
らかにしようとした学問であった．このように経路が違っていることか
ら，両者で使われる用語（とくに能力のカテゴリー）は異なる点も多
かったが，最近では，それぞれが影響し合い，オーバーラップする点が
多くなってきている．

　本章では，高齢期の知能について，主に次の2つの点，すなわち，①
いかなる要素（能力）が加齢とともに低下しやすく，逆に維持されやす
いのか，②こうした知能の加齢変化に影響を及ぼす要因にはどのような
ものがあるかについて論じる．

Ⅰ．流動性知能と結晶性知能から高齢者の知能をとらえる

　知能の加齢変化，高齢者の知能をとらえるうえで，古くから用いられ
ているパラダイムとして，HornとCattell[10, 11]が提唱した流動性知能（flu-
id intelligence）と結晶性知能（crystalized intelligence）がある．このう
ち，流動性知能とは，新規な環境に適応するための能力であり，より具
体的には，新しい情報を獲得し，それらをうまく処理し，すばやく円滑
に操作する能力と考えられている．一方，結晶性知能とは，すでに蓄え
られた知識や経験を活かす能力と考えられている．Kaufmanら[12]は，

流動性知能と結晶性知能のそれぞれの概念に近いと考えられているウェクスラー成人知能検査改訂版（Wechsler Adult Intelligence Scale-Revised；WAIS-R，WAIS の第 2 版）の動作性知能と言語性知能の加齢変化（横断データについて教育水準の差を調整し年齢変化とみなしたもの）を明らかにした．それによれば，動作性知能（ほぼ流動性知能に相当）のピークは 10 代～20 代前半であり，その後は年齢とともに顕著に低下していくが，対照的に言語性知能（ほぼ結晶性知能に相当）は成人後期まで得点は伸び続け，その後の低下も緩やかであった．このことを日常場面に置き換えて考えると，流動性知能のピークである若い時代は新しい環境で，新しいことを学び，吸収していくのに適した時期といえる．その一方で，結晶性知能のピークである中年期，壮年期は蓄えた知識や経験を活用していくのに適しており，そうした知識や経験は高齢期になっても比較的維持されるということになるだろう．

Ⅱ．CHC モデルから高齢者の知能をとらえる

　WAIS は他の検査に比べて，知能の構成概念がしっかりしており，広範で層化されたサンプリングをもとに頑健なノルムが作成されている．このことから，知能の加齢変化を知るうえで，WAIS の標準化データを用いた解析は有用である．WAIS は改訂が進み，現在アメリカでは第 4 版（WAIS-Ⅳ）がリリースされているが（日本版は標準化調査のデータの解析を行っている段階である），そこでは「言語理解（VCI）」「知覚推理（PRI）」「ワーキングメモリ注（WMI）」「処理速度（PSI）」が主な構成概念となっている．このうち「言語理解」とは，実際には理解のみならず表現も含む，いわゆる言語能力の水準を示すものである．「知覚推理」とは，主として視覚や視覚‐運動に基づき得られた知覚情報全体から推理，処理する能力を指す．「ワーキングメモリ」とは，単に短期的な貯蔵のみならず，処理・操作のための記憶の側面を想定した短期記憶システムととらえることができる．さらに「処理速度」とは，知覚や意味処理をはじめとする認知的処理のスピードのことを指している．し

かし，現在は，こうした WAIS-Ⅳ の構成概念について，Cattell-Horn-Carroll（CHC）モデル[4,5]の広範的能力の分類からとらえられることが多くなっている．CHC モデルとは，Cattell らが知能の研究を体系的にレビューして構築した，とくにアメリカにおいて絶大な支持を得ているモデルのことである．

CHC モデルの広範的能力の分類では，「言語理解」が「結晶性能力」（Gc：Horn と Cattell の結晶性知能に相当）に，「知覚推理」が「流動性能力」（Gf：Horn と Cattell の流動性知能に相当）と「視覚処理」（Gv）に，「ワーキングメモリ」が「短期記憶」（Gsm：ここでは，記憶範囲とワーキングメモリが含まれている）に，「処理速度」が「スピード」（Gs）におおよそ相当するとされている．Kaufman[13]は，WAIS-Ⅲ の標準化実験（1995〜1996 年）に参加した一部の対象者に再び WAIS-Ⅳ の標準化実験（2007〜2008 年）に参加してもらった．そして，それらのデータをもとに，検査の改訂がもたらす影響（instrument effect）と時代による文化の違いがもたらす影響（time-lag effect）を調整したうえで，より厳密な知能の年齢変化を示した（図 2-1）[16]．これによると，「言語理解（結晶性能力 Gc)」の能力は 50 歳ごろまで得点が上昇し，その後低下はみられるがその程度は他の能力に比べて緩やかであり，かなりレベルも維持されていた．一方，「知覚推理（流動性能力 Gf/ 視覚処理 Gv)」と「処理速度（スピード Gs)」は若い年代からより直線的に低下し，「処理速度（スピード Gs)」は 4 つの能力のなかで最も低下の度合いが大きかった．また，「ワーキングメモリ（短期記憶 Gsm)」は，25〜60 歳近くまで安定しており，あまり変化がみられなかったが，それ以降になると急激な低下がみられた．

以上の結果について，日常的な場面に置き換えて解釈してみると，一般的に高齢者では，①状況を理解したり，物事に取り組んだりするスピード（Gs）が極端に低下し，②二次元・三次元的な視覚操作（Gv）やこれまで経験したことのない操作（Gf）をとくに苦手とし，③注意の範囲も狭くなり，物事を同時に考えたり処理したりすること（Gsm）も苦手になるということになるだろう．その一方で，これまで培った知識

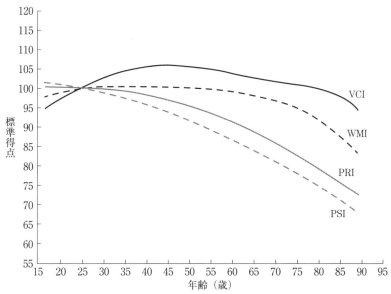

VCIは言語理解，WMIはワーキングメモリ，PRIは知覚推理，PSIは処理速度の指標得点（標準得点）を示している．
WAIS-Ⅲ，WAIS-Ⅳで下位検査の構成要素が一部異なるWMIとPRIは調整を行った．方法の詳細についてはKaufman[13]を参照．
(Lichtenberger EO, Kaufman AS : Essentials of WAIS-Ⅳ assessment. John Wiley & Sons, New Jersey, 2009)

図2-1 WAIS-Ⅲ，WAIS-Ⅳの2つの標準化実験に参加した人のデータをもとに推定された4つの能力の加齢曲線

や経験（Gc）は，ピーク時（中年期から壮年期）に比べるとやや低下するものの，高いレベルが維持されているということになる．ソーシャルネットワークなどの他の要因も関係していると思われるが，高齢で活躍している人では，こうした結晶性能力（Gc）がうまく活かされていることが多いと思われる．とくに熟練した知識・技術に関しては，高齢者の一般的特徴であるスピード（Gs）の低下を感じさせないことも多い．しかし，それは研鑽が積まれた専門領域での話であって，実際には高齢者自身から，「歳をとってから，説明を読んだり理解したりするスピードが遅くなった」「真新しい機器の操作を覚えるのがむずかしくなっ

た」「複数の用事を同時にこなすことがむずかしくなった」という話を聞くことが多い．図2-1に示した結果は，そうした高齢者の日常的な体験に一致するものといえる．

Ⅲ．能力の低下に対応し，高齢者の優れた能力を引き出すためには

　日頃の高齢者の行動を観察していると，物事をじっくり考えずに一部の情報から直感的に決断してしまうことが少なくない．これはおそらく，遅くなったスピードを補おうとしているうちに身についたものと思われる．加えて物事の自分にとって好ましい点に着目し好ましくない点を無視することで情動をうまくコントロールしようとする（ストレスを回避する）高齢者特有のポジティビティ効果（positivity effect）[6]も手伝っていると思われる．そうした即決決断も優れた結晶性能力（Gc）が機能している場合はよいが，マイナスに働くと，詐欺被害などの思わぬ事態につながってしまうこともあるだろう．

　能力低下に対応していくためには，苦手になった点を補いつつ，やることを絞りこんで最適な状況づくりをすること（selective optimization with compensation；SOC：補償を伴う選択的最適化理論）[1]が重要になる．具体的には，高齢者がなにかむずかしい作業に取り組む場合，①ゆっくり時間をかけ（Gsの低下を配慮），②1つずつ片づけ（Gsmの低下を考慮），③視覚的にシンプルな題材（Gvの低下を配慮）や過去に習ったなじみのある題材（Gfの低下を配慮）を用いるのがよいということになる．また，補う（compensation）という点では，苦手な点は遠慮せずに他の人の意見を聞いたり，手伝ってもらったりするのもよいだろう．

　その一方で，結晶性能力（Gc）の高さから，蓄積された知識や経験，とくに言語的に概念化・整理されたものを用いることで優れた能力を発揮できることが予想される．たとえば，機械や技術の仕組みについて一から理解することはむずかしくても，それはどのようなものか，どのようなときに使うものかを言葉で概念的に理解できれば，自身の知識や経

験と照らし合わせてうまい応用の手立てを考えつくこともあるだろう．賢い（wise）と感じる高齢者には，そうしたことがうまい人が多いはずである．

Ⅳ．観察調査により明らかにされた高齢者の知的活動の つまずき

　近年では，高齢者の日常場面でのつまずきを実際に観察し，それらのつまずきには知的活動上のどのような問題が関与しているのかを明らかにしようとする研究が行われている．そのひとつに認知的クロノエスノグラフィー（cognitive chrono-ethnography；CCE）という手法がある．「クロノ（chrono）」とは「時間の」「時間に沿って」という意味である．また，「エスノグラフィー（ethnography：民族誌）」とは，人々の生活を観察記録し，そうした記録をもとに人々の生態や文化の普遍性／個別性を明らかにする民族学の手法である．つまり「認知的クロノエスノグラフィー」とは，実際場面を時系列的に観察し，人間の知的活動の生態的特徴を明らかにする手法ということになる．

　北島ら[14]は高齢の対象者を作動記憶（ワーキングメモリ），注意（時間内にターゲットを探し出す），プランニング（目標を決め，それに沿った手順を考え，実行する）のそれぞれの機能低下の有無，駅に関する知識や経験の有無によって群分けを行い，いくつかの駅で主課題として「乗り換え」と，副課題としてそのときに付随してよく起こる事柄の代表例として，トイレを探すなどの「駅施設利用課題」を実施してもらった．その結果，注意機能に低下がみられずプランニング機能が低下している人で駅に関する知識や経験がある場合には，案内表示を見ないので迷ってしまい，逆に駅に関する知識や経験がない場合には，なにを見つけるべきかがわからず，不要な情報を取得するばかりで，その結果，迷ってしまうことが明らかにされた．また，プランニング機能と注意機能の両方が低下している場合には，目標設定があいまいかつ案内表示からの情報の取得が不十分なために迷うことが明らかにされた．

北島ら[14]が用いた注意機能の検査は WAIS-Ⅳ の処理速度（スピード〈Gs〉）の検査と重なる点も多く，またプランニング機能の検査は，短期記憶（Gsm），視覚処理（Gv），流動性能力（Gf），スピード（Gs）といった一般的に高齢者で低下がみられるさまざまな能力が関係する課題のようである．そのため，基本的にはそれらはこれら CHC モデルのものと類似した能力をみていると思われるが，CCE の研究では，特定の能力低下の傾向がみられる高齢者に実際に行動してもらい，どのようなメカニズムによって日常的なつまずきが起きているのかを，特性論的に明らかにしている点で興味深い．こうした研究は，能力の低下に対し高齢者に具体的な手立てを提案していくうえで有用である．

Ⅴ．高齢期の知能の状態に悪影響を及ぼす要因

高齢期の知能の状態に悪影響を及ぼす要因を明らかにし，それらの予防・対策の重要性を示していくことは，実り豊かなエイジングを実現していくうえで重要な点である．ここでは，そうした要因をいくつか紹介したい．

1．視力や聴力の低下

Wallhagen ら[24]によると，高齢者の場合，視力や聴力の低下がたとえ軽度であっても，周囲から取り残されているようだ，孤独であったり人との隔たりがある，といった気持ちを経験しやすいことが明らかにされている．このように高齢者では視力や聴力の低下によって社会関係でつまずきを感じやすくなるが，加えて認知機能の低下との強い関連性が指摘されている．Lindenberger と Baltes[17]によれば，高齢者では視力と聴力の程度で知能検査の成績の半分の分散を説明することができ，さらに年齢は知能に直接影響を及ぼすものではなく，視力や聴力を通じて間接的に知能に影響を及ぼしていることが明らかにされている．さらにBaltes と Lindenberger[2]は，高齢者では，視力や聴力による知能の分散説明率が若年者の 3 倍近くもみられたことを報告している．このような

ことから，高齢者では視力や聴力の状態が日常の知的な作業において相当影響するものと思われる．

2．フレイル（frailty：虚弱）

Robertson ら [21] がアイルランドで 50 歳以上の成人を対象に行った大規模調査では，プレフレイルおよびフレイルの状態にある人では，そうでない人に比べて，主観的な尺度を除くすべての認知機能検査の成績が有意に低くなっていることが明らかにされている．この研究では，プレフレイルおよびフレイルの評価について，①握力の弱さ，②歩行速度の遅さ，③身体活動のレベルの低さ，④意図的ではない体重減少，⑤疲労の 5 つの領域ごとに設定された基準に 3 つ以上当てはまればフレイル，1 つ以上当てはまればプレフレイルとした．このなかでとくに握力の弱さと歩行速度の遅さが，認知機能の低下と最もよく関係していた．

3．その他

上記以外にも，以前から高血圧，2 型糖尿病など，さまざまな身体疾患が知能の低下と関係しているといわれている（高血圧については Elias ら [8]，Launer ら [15]，Murray ら [20]，糖尿病については Mogi ら [19]，Vanhanen ら [23] の論文を参照）．また，そうした身体疾患の治療により知能の低下は改善したという報告もみられている（降圧薬を使った高血圧の治療に関しては Hajjar ら [9]，血糖値管理による糖尿病の治療に関しては Cox ら [7] の論文を参照）．

おわりに

これまで述べたように，高齢者の知能の状態には，それ以前の若い世代に比べると身体の状態が大きく関係している．視覚・聴覚機能の低下やフレイルの研究からわかるように，感覚機能や体力の衰えそのものが，高齢者の場合には知能測定にかなり影響していると考えられる．また，高血圧，2 型糖尿病などの慢性的な健康問題の影響や今回，ふれること

のできなかった，死の直前にみられる terminal cognitive decline[3, 18, 22)] を
考えると，はたして知能の純粋な正常加齢とは一体どのようなものかと
いう問題に突き当たってしまう．さらにいえば，平均寿命を超える年齢
ともなれば人口の大半は死亡する．そのことを考えると，いわば知能検
査のノルムデータは，生命力の点からみてエリートを抽出しているにす
ぎないのかもしれない．高齢期の知能といった場合，常にこうした研究
の限界点を配慮したうえで結果を解釈することが肝要である．

注　WAIS-Ⅳでは「ワーキングメモリー」と表記する予定であるが，本書の
　　記載に合わせた．

文　献

1) Baltes PB : On the incomplete architecture of human ontogeny ; Selection,
optimization, and compensation as foundation of developmental theory. *Am
Psychol*, **52** (4) : 366-380 (1997).
2) Baltes PB, Lindenberger U : Emergence of a powerful connection between
sensory and cognitive functions across the adult life span ; A new window
to the study of cognitive aging? *Psychol Aging*, **12** (1) : 12-21 (1997).
3) Batterham PJ, Christensen H, Mackinnon AJ : Comparison of age and time-
to-death in the dedifferentiation of late-life cognitive abilities. *Psychol Ag-
ing*, **26** (4) : 844-851 (2011).
4) Carroll JB : Human Cognitive Abilities. Cambridge U.P., Cambridge (1993).
5) Carroll JB : The three-stratum theory of cognitive abilities. *In* Contempo-
rary Intellectual Assessment ; Theories, Test, and Issues, ed. by Flanagan
DP, Genshaft JL, Harrison PL, 122-130, Guilford Press, New York (1997).
6) Charles ST, Carstensen LL : Unpleasant situations elicit different emotional
responses in younger and older adults. *Psychol Aging*, **23** (3) : 495-504
(2008).
7) Cox DJ, Kovatchev BP, Gonder-Frederick LA, Summers KH, et al.: Rela-
tionships between hyperglycemia and cognitive performance among adults
with type 1 and type 2 diabetes. *Diabetes Care*, **28** (7) : 71-77 (2005).
8) Elias MF, D'Agostino RB, Elias PK, Wolf PA : Neuropsychological test per-
formance, cognitive functioning, blood pressure, and age ; The Framingham
Heart Study. *Exp Aging Res*, **21** (4) : 369-391 (1995).
9) Hajjar I, Catoe H, Sixta S, Boland R, et al.: Cross-sectional and longitudinal
association between antihypertensive medications and cognitive impair-

ment in an elderly population. *J Gerontol A Biol Sci Med Sci*, **60** (1) : 67-73 (2005).

10) Horn JL, Cattell RB : Refinement and test of the theory of fluid and crystallized general intelligences. *J Educ Psychol*, **57** (5) : 253-270 (1966).

11) Horn JL, Cattell RB : Age differences in fluid and crystallized intelligence. *Acta Psychol (Amst)*, **26** (2) : 107-129 (1967).

12) Kaufman AS, Reynolds CR, McLean JE : Age and WAIS-R intelligence in a national sample of adults in the 20- to 74-year age range ; A cross-sectional analysis with educational level controlled. *Intelligence*, **13** : 235-253 (1989).

13) Kaufman AS : Age and intelligence on WAIS-Ⅳ ; Cross-sectional and longitudinal methodologies. Manuscript in preparation (2009).

14) 北島宗雄，熊田孝恒，小木　元，赤松幹之ほか：高齢者を対象とした駅の案内表示のユーザビリティ調査；認知機能低下と駅内移動行動の関係の分析．人間工学，**44** (3)：131-143 (2008).

15) Launer LJ, Masaki K, Petrovitch H, Foley D, et al.: The association between midlife blood pressure levels and late-life cognitive function. The Honolulu-Asia Aging Study. *JAMA*, **274** (23) : 1846-1851 (1995).

16) Lichtenberger EO, Kaufman AS : Essentials of WAIS-Ⅳ assessment. John Wiley & Sons, New Jersey (2009).

17) Lindenberger U, Baltes PB : Sensory functioning and intelligence in old age ; A strong connection. *Psychol Aging*, **9** (3) : 339-355 (1994).

18) Macdonald SW, Hultsch DF, Dixon RA : Aging and the shape of cognitive change before death ; Terminal decline or terminal drop? *J Gerontol B Psychol Sci Soc Sci*, **66** (3) : 292-301 (2011).

19) Mogi N, Umegaki H, Hattori A, Maeda N, et al.: Cognitive function in Japanese elderly with type 2 diabetes mellitus. *J Diabetes Complications*, **18** (1) : 42-46 (2004).

20) Murray MD, Lane KA, Gao S, Evans RM, et al.: Preservation of cognitive function with antihypertensive medications ; A longitudinal analysis of a community-based sample of African Americans. *Arch Intern Med*, **162** (18) : 2090-2096 (2002).

21) Robertson DA, Savva GM, Coen RF, Kenny RA : Cognitive function in the prefrailty and frailty syndrome. *J Am Geriatr Soc*, **62** (11) : 2118-2124 (2014).

22) Sliwinski MJ, Stawski RS, Hall CB, Katz M, et al.: Distinguishing preterminal and terminal cognitive decline. *European Psychologist*, **11** (3) : 172-181 (2006).

23) Vanhanen M, Koivisto K, Kuusisto J, Mykkänen L, et al.: Cognitive function

in an elderly population with persistent impaired glucose tolerance. *Diabetes Care*, **21** (3) : 398-402 (1998).

24) Wallhagen MI, Strawbridge WJ, Shema SJ, Kurata J, et al.: Comparative impact of hearing and vision impairment on subsequent functioning. *J Am Geriatrs Soc*, **49** (8) : 1086-1092 (2001).

（山中克夫）

第3章
高齢者の感覚の特徴

――― 要　約 ―――

感覚は外界から情報を受け取る機能であり，適応的に行動するうえで重要な役割を担っている．本章では各感覚の加齢変化の特徴と，日常生活における影響，機能低下への対応について論じる．五感には，加齢変化が自覚されやすく眼鏡の使用など対処行動が図りやすい視覚，自覚されにくく対処がむずかしい聴覚・嗅覚・味覚・皮膚感覚がある．視覚に関しては，視機能の加齢変化・眼疾患の影響，Skinner らによる視力低下への対応を中心に解説する．聴力は，加齢性難聴を中心にその特徴および聴覚補償機器類，コミュニケーション・ストラテジーについて論述する．嗅覚・味覚・皮膚感覚は，視覚・聴覚と比較して研究報告数は多いとは言い難い．しかし，嗅覚機能変化は，危険臭の察知の遅れなど高齢者の安全な日常生活へ潜在的に影響を及ぼし，近年ではアルツハイマー型認知症の初期症状としても注目されている．味覚の加齢変化については十分な見解が得られていないが，単調で偏りがちな食習慣を改善するための対応について述べる．皮膚感覚については，手・足の冷温覚の閾値上昇が招く外傷や火傷等に対する予防等快適に生活を送るために高齢者と家族が行える方策について説明する．

Key words：高齢者，感覚，加齢変化，日常生活への影響，適応方法

はじめに

　感覚は，外界から情報を受け取る機能であり，われわれが適応的に行動し，日常生活を円滑に送る際に重要な役割を担っている．五感の機能は，一般に老化による低下が認められやすいが，個人差も大きいということは周知のとおりである．

　本章では，高齢者における五感（視覚・聴覚・嗅覚・味覚・皮膚感覚）の特徴と日常生活への影響，機能低下への対応について述べる．

Ⅰ. 高齢者の視覚の特徴

　視覚機能には，視力・順応・色覚・解像力・視野・動体視力などがある．加齢に伴う眼の構造上の変化や眼から大脳皮質の一次視覚野へ至る経路の生理的変化により，これらの視覚機能はさまざまな影響を受ける．眼の加齢変化には，角膜の黄色化や肥厚化，瞳孔の暗順応時の最大径の縮小，水晶体の硬化や白濁化，黄色化，毛様体筋の衰退，網膜上の錐体や桿体の減少などがある[25]．Kosnik ら[24]は，加齢に伴い，読書や視覚的な作業をするときの速さである視覚情報処理速度，黄昏時や暗闇でものを見るときに必要な明るさに対する感度，テレビの画像や字幕スーパーのような自分でコントロールできないペースで動く対象を見るときに必要な動体視力，手元の本や新聞などの小さな活字を読むときの近見視力，多くの視覚刺激から情報を探し出す視覚的探索の5つの機能が低下するとしている．その機能低下は一様ではなく，視覚的探索と動体視力の変化は，比較的ゆっくりと進行するが，視覚情報処理速度と近見視力は加齢とともに急速に進行する[24]．

　近見視力と関連する焦点調節能力は，ジオプター（D）という単位で表される．焦点調節能力は，10歳代では10D以上の調節力があるが，40歳代後半には3Dに，65歳以上では1D以下にまで，年齢とともに直線的に低下する[42]．ジオプターはD = 1/焦点距離（m）であるから，3Dは約30 cm，1Dは約100 cmとなる．調節力が2Dより低下すると，

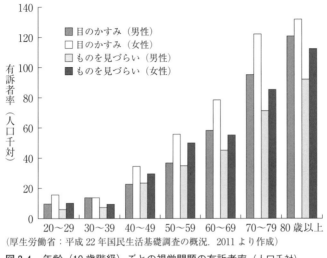

（厚生労働省：平成22年国民生活基礎調査の概況．2011より作成）
図3-1　年齢（10歳階級）ごとの視覚問題の有訴者率（人口千対）

眼鏡を使用せずに手元で本や新聞を読むことは困難になる[44]．水晶体の硬化や毛様体筋の衰退によって，水晶体が凸状に膨らみにくくなり，近くのものを見るときに必要な距離が長くなるためである．これがいわゆる「老眼」である[2]．厚生労働省の国民生活基礎調査[23]においても，40歳代後半から目のかすみやものを見づらいといった自覚症状を訴える人が増加している（図3-1）．

　順応は加齢の影響を受けるが，明順応より暗順応のほうが影響は顕著である[16]．順応の速度は遅延し，順応の閾値も上昇する[25]．また，高齢者が若年者と同じ視力を得るためには，高い照度を必要とするが，一方で，高齢者は，グレアと呼ばれる光の乱反射が増大し，まぶしさを感じるようになり，対象物の周囲が見えにくくなるといわれている[43]．色覚は，加齢に伴い短い波長の青色から黄色の弁別力が低下するが，赤系統の色は比較的弁別力は保たれているとされる[17]．視野も加齢の影響で全体的に狭まるが，とくに前方上方視が困難になる[16]．これは眼球運動が可能な範囲がとくに上方視において制限されるためと考えられている[10]．また，丹羽ら[40]は，前後方向の動体視力は中年後期から，横方向の動体

視力，夜間視力，深視力，瞬間視力は老年前期から，静止視力，眼球運動は老年後期から低下すると報告している．

　視覚機能の低下は，加齢以外に眼疾患によって生じる．高齢者の視覚に重大な影響を及ぼす代表的な眼疾患は，白内障，緑内障，加齢黄斑変性である．白内障は水晶体が混濁することによって視力低下や霧視をきたし，60歳代以降急増する[32]．緑内障は眼圧の上昇を伴う疾患と定義されていたが，近年は眼圧が上昇しない正常眼圧緑内障が日本人に多いといわれている[38]．緑内障では初期には自覚症状がなく，病状の進行とともに視野の欠損や狭窄が起こる．加齢黄斑変性も重度の視力低下を引き起こす重大な疾患である．網膜中心の視細胞が最も集中している黄斑に変性が起こることで生じる．中心部分が歪んで見える歪視力，中心部分が見えなくなる中心暗点などが起こる[15]．

Ⅱ．高齢者の視覚と日常生活

　視覚機能の低下のうち，近見視力の衰えは，手元での読み書きを困難にする．川口ら[19]の調査では，日常生活上の困難としては，「新聞の文字が読みにくい」（29.9％）という意見が最も多く，次いで「薬の説明書が読みにくい」（20.5％）であった．近くの対象が見にくいだけでなく，遠くのものを見た直後に近くを見る際や，その逆の場合に瞬時に焦点が合わないことも中高年以降に実感されることである．

　近年，高齢ドライバーの交通事故が増加しているが，その要因のひとつに加齢に伴う視覚機能の低下が考えられよう．高齢者は若年者に比べて，グレアを感じやすいことから，対向車のヘッドライトがまぶしく感じられ，不快グレアが許容度を超えるようになる[3]．また，グレアの影響だけでなく，動体視力の低下や一度に処理できる情報量も制限されるため，運転中に標識や看板を認識するために時間を要するようになる．加えて，周辺視野が狭窄すれば，突然飛び出してきた車や歩行者への気づきが遅れ，事故につながる可能性も高い．明順応や暗順応の機能も低下するため，昼間でもトンネル通過時などは，明るさの変化に慣れるこ

とに時間がかかることで，恐怖感や不適切な運転動作が生じかねない．これらの変化によって，昼夜を問わず，高齢者の外出や運転が危険なものになるとともに，不安を感じて外出を躊躇することにつながる可能性も考えられる．

　以上のほかにも，日常生活では，床の材質と色によっては，段差や緩やかなスロープが認識しにくく，転倒を誘発するおそれもある．深井[8]は，中高齢者が両眼または片眼の視覚障害で起こる日常生活での不自由さについて，階段の昇降ができない，段差がわからない・つまずく，動くものに焦点が合わない，動くものに距離感がない，などを挙げている．

　視覚機能の低下によって，スポーツ，趣味，芸術などを若いころのように楽しめないという現実に直面させられることにもなりうる．視覚の機能低下をどのように受容し適応していくかということは，老年期の重要な課題であろう．視覚と聴覚の2つの機能の低下が重なると，それぞれが軽度であったとしても，日常生活動作（activities of daily living；ADL）や生活の質（quality of life；QOL），抑うつに影響するという調査結果[39]もある．高齢だからと諦める前に，定期的に専門家のチェックを受け，早期発見・早期治療を心がけることが肝要である．

Ⅲ．視覚機能低下への対応

　視力の低下に関しては，眼鏡やコンタクトレンズといった補助具を装着するのが身近で一般的な対応であろう．適切な疾患の発見と治療も有効であることはいうまでもない．たとえば，白内障は20分程度の手術でよくなることが多いが，川島[20]によれば，手術だけでなく，術後の薬物療法や術前術後の視能矯正によって，より高度な視機能の改善がみられるという．さらに，川島[20]は高齢者の視機能が回復すると，視覚情報の入力が増加し，喜びが増えることになり，結果として高次脳機能が活発になるとしている．

　加えて，照明条件を改善することは，視覚機能の低下を多少は補うことになり得る．このような日常生活の工夫として，Skinnerら[50]は視力

の衰えとの付き合い方に下記の項目を提案している.

・眼鏡はレンズの度が合っていることはもちろん,正しい位置でかける
・スタンド付きの拡大鏡や虫眼鏡を使う
・外出には携帯用の拡大鏡やペンライトを持参すれば,照明を落とした
　レストランでもメニューが読める
・大型活字版を利用する
・明暗順応に時間がかかる場合は,サングラスを使用する
・辺縁視力が衰えている場合,左右を以前よりももっと遠くまで見るよ
　うにする
・奥行きがわかりにくい場合は,自分の動きにつれて縁石や階段の見え
　方がどう変化するかを観察するようにする.
・緑内障などによって視野の一部が欠けている人は,「盲点の補完」を
　思い出す.すべてを見ているつもりでも,実は見えておらずしかも気
　づいていないので,見落としのないよう全エリアをくまなく見る
・身のまわりをシンプルにする
・不要なものは片づける
・頻繁に必要になるものには,赤色で,指先で触るとわかるような凹凸
　のある目印をつけておく

Ⅳ. 高齢者の聴覚の特徴

　立木ら[56]は,耳疾患,耳症状のない日本人正常成人1,521人を対象と
して,さまざまな周波数で純音聴力検査を実施し,その結果を国内外の
先行研究と比較している.彼らは,先行研究とほぼ一致した結果が得ら
れたことから,これが聴力の加齢による標準的な変化(図3-2)である
としている.加齢による聴力変化では,最小可聴値が上昇し,小さい音
が聞こえにくくなる.とくに,高い周波数から聴力が低下し,その聴力
低下は高齢になるほど大きい.50歳代前半まではなだらかに,60歳以
降は急激に低下する.初期は高音域の低下であるが,進行すると低音域
まで聴力は低下する.この2段階の悪化の様相は,内田ら[61]の長期縦断

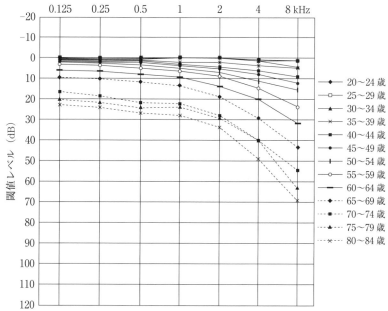

(立木 孝,笹森史朗,南吉 昇,一戸孝七ほか:日本人聴力の加齢変化の研究. Audiology Japan, 45:241-250, 2002)

図 3-2 日本人の加齢による平均聴力

研究の結果とも一致している.内田ら[61]によると,50歳代前半までは難聴有病率は数%であるが,65歳以降で急増し,80歳以上では男性の80%以上,女性の70%以上に難聴が認められる.加齢にしたがい聴力が衰えることは一般的であるが,一方で個人差も大きく,高齢になっても聴力を良好に維持している高齢者の存在も報告されている[61].性差に関しては,高齢者では女性より男性のほうが聴力機能の低下が大きく,とくに4,000Hzでその傾向が顕著であるという結果が報告されている[49].一般的に男性のほうが職業上,騒音のある職場で働き,騒音に曝されていた可能性もあるため,環境要因による蓄積の部分も大きいといわれている.

　高齢者の聴覚機能において,難聴は重要な課題である.加齢性難聴に関して検討する前に,聞こえの仕組みと難聴について簡単に述べる.聴

覚の適刺激である空気の振動は，外耳道から入り，鼓膜に伝わり，中耳の耳小骨で振動が増幅され蝸牛に入る．蝸牛はリンパ液で満たされており，有毛細胞と呼ばれる毛の生えた細胞が配置されている．この有毛細胞によって，振動が電気的エネルギーに変換され，聴神経を通って中枢へと伝達される．この経路のどこで障害が発生し，聞こえにくくなっているかによって，難聴は伝音性難聴と感音性難聴とに大別される．伝音性難聴は外耳から中耳にかけて何らかの障害があることで生じる．たとえば，外耳道が耳垢によって塞がれる耳垢栓塞や耳小骨を連結している関節が動かなくなる鼓室硬化症などがある．杉浦ら[53]は，男女とも年齢が上がるにつれて有意に耳垢の頻度が高くなり，とくに80歳代では男女とも20%以上に右側の耳垢を認め，両側に認める者は女性では1割近かったことを報告している．

　感音性難聴は，内耳から中枢神経にかけて障害が起こることによって生じる．高齢期に生じる難聴の多くは感音性難聴であり，一般に両耳対称である．高齢期の難聴は，加齢以外に特別な原因がないと考えられ，以前は老人性難聴と呼ばれていたが，近年では騒音に曝されていた年数や糖尿病，動脈硬化，虚血性心疾患などの疾患と関連のあることが明らかになってきている[59]．そして身体的な加齢によって生じるという意味で，加齢性難聴と呼ばれるようになった[35]．

　加齢による聴力の低下は，蝸牛内の有毛細胞の脱落や変性，中枢神経の変化によって生じると考えられている．蝸牛の入り口に近い，高い周波数の音を感知する有毛細胞から壊れていくことにより，高音域で聴力が低下する．そのため子音の弁別がむずかしく，聞き間違いや聞き漏らしが多くなるという特徴が認められる．また，中枢神経の神経細胞が消滅することにより，音の分析能が低下する．加齢性難聴では音が小さく聞こえるだけでなく，語音明瞭度が悪化し，音が歪んだり途切れたりするという聞こえの特徴がある．また，周囲に雑音があったり，複数の人物が同時に話したりしている場合には，聞き分けることが困難になる[51]．情報処理速度も鈍るため，早口で話されると聞き取れなくなることや，音として聞こえていても，言葉として認識することが困難な状態に陥る．

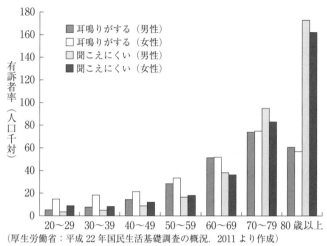

（厚生労働省：平成22年国民生活基礎調査の概況，2011より作成）

図3-3　年齢（10歳階級）ごとの聴覚問題の有訴者率（人口千対）

　その他の加齢による聴覚の変化の特徴は，中等度以上の音が大きく響くリクルートメント現象があり，ちょうどよい大きさの範囲が狭い．さらに，音の方向を同定する能力（音源定位）も低下する[46]．

　加齢性難聴は，はじめは徐々に進行するため，本人は気づかず，むしろ周囲の家族がさきに気づくことが多い[6]．Dugan[6]は難聴の初期の徴候として，レストランや車内，またはグループや親睦会など複数の人が同時に話をしているといった，ざわついた環境での話が理解しにくくなったり，ほかの人よりテレビやラジオの音量が大きくなったりといったことを挙げている．加えて，自分の発する音声もモニターすることができなくなると，必要以上に声が大きくなってしまうが，このような変化によって，本人よりも周囲の人間のほうがさきに難聴の徴候に気づくのである．

　聴力の低下とともに，高齢者に多いのは耳鳴りである．どの国でも成人の1割前後が耳鳴りを感じており，年齢別には60，70歳代がピークである[54]．図3-3に示すとおり，耳鳴りは70歳代で最も多く，80歳以上になると耳鳴りは減少し，聞こえにくいという訴えが増加する．難聴

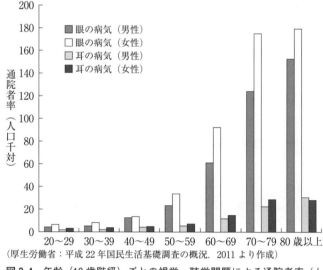

(厚生労働省：平成22年国民生活基礎調査の概況．2011 より作成)

図3-4 年齢（10歳階級）ごとの視覚・聴覚問題による通院者率（人口千対）

と耳鳴りの関係は複雑であるが，老人性耳鳴りのほとんどに難聴を認めるという報告[41]もある．難聴のある人の1/3に耳鳴りが起こっているとも指摘されており[54]，高齢者では，難聴よりも耳鳴りを主訴として耳鼻科を受診することが多いとされている[7]．

ここで感覚機能低下の自覚と通院率について，視覚と聴覚を比較する．眼科通院に関しては，目のかすみや見えづらさの有訴者率（人口千対）が加齢とともに上昇するにつれて（図3-1），通院者率（人口千対）も上昇している（図3-4）．とくに60歳代以降，急激に増えている．これに対して，耳に関しての通院者率（人口千対）はそれほど上昇していない．80歳以上では，聞こえにくさの有訴者率（人口千対）が160以上であるにもかかわらず（図3-3），通院者率（人口千対）は約30である（図3-4）．この背景には，視覚の機能低下より聴覚の機能低下のほうが自覚されにくいことや，高齢になったら耳は聞こえなくなっても仕方がないといった諦め，あるいは，よほどの痛みや耳鳴りがない限り，あえ

て病院には行かないという意識などが考えられよう.

V. 高齢者の聴覚と日常生活

　聴覚機能の衰えは，日常生活にさまざまな影響を及ぼす. たとえば，家電製品のビープ音，やかんの湯が沸く音，ドアチャイム音などが聞こえない，バスや電車の車内放送が聞き取れない，病院で自分の名前が呼ばれていることに気づかないなどの，生活上の不便さが挙げられる. また，うしろから近づいてきた自転車や自動車の音に気づかなかったり，緊急放送が聞こえないため避難行動がとれなかったりといった，危険回避が遅れる可能性も高まる. さらに，音楽や会話を楽しむこと，風鈴や虫の音など季節感を感じ生活に潤いをもたらす音色を楽しむことがむずかしくなる.

　なかでも最も大きな影響が生じるのは，コミュニケーションの場面であろう. 言葉の聞き取り能力の低下によって，聞き間違いや聞き漏らしが増え，それによって誤解が生じ，人間関係が悪化することもある. 聞こえにくいことで，他者とのかかわりを避けるようになり，閉じこもりや社会的孤立に陥る場合もありうる. 相手の言葉が理解できないといった場合にとる方略を，コミュニケーション・ストラテジーというが，適切なコミュニケーション・ストラテジーをとることができない場合には，コミュニケーションの問題は大きくなり，夫婦や家族，近隣や友人などとの人間関係や本人の心身の健康状態にまで影響することが考えられる.

　難聴と健康状態の関係では，難聴が抑うつ状態[27,45]と有意な相関があるという研究がある. たとえば，Saito ら[45]は，純音聴力検査のほかに，聴覚的ハンディキャップを測定する自記式のスクリーニング検査である Hearing Handicap Inventory for the Elderly-Screening（HHIE-S）を実施し，HHIE-S の得点が 3 年後の抑うつ状態を予測しうるとしている. また，難聴によって認知症の危険性も高まるという研究[28,29]や QOL の低下を指摘している研究[4]もある.

Ⅵ. 聴覚機能低下への対応

　聴覚機能の衰えへの対応は，物的要因，本人自身の対応，周囲の人の対応に分けて考えることができる．物的要因としては，聞こえを補償するさまざまな機器やツールが挙げられる．代表的なものは補聴器である．適切に調整された補聴器を使用することで，聞こえが改善するだけでなく，不安，抑うつ，怒りなどが減少するなど，心理的にもよい影響がある[52]．しかし，補聴器は調整には時間を要する．販売者が適切な調整や説明を行わなければ，高齢者は調整が不可欠との認識ができず，購入した補聴器の装用をやめてしまうことも少なくないといわれている．適正な販売ルートの確立や，補聴器の調整に関して高齢者にわかりやすく丁寧に説明することが望まれる．

　近年，人工内耳手術を受ける高齢者が増加してきている．日本コクレア社のデータを引用した内田[60]によると，日本で人工内耳手術を受けた年齢は，2〜4歳と60〜65歳にピークをもつ分布となっている．そして，日本の人工内耳装着者の28%は65歳以上の高齢者で，オーストラリアとアメリカに次いで高い割合となっている[60]．装用した高齢者には，言葉の聞こえだけでなく，QOLの向上についても若者同様の効果が確認されている[63]．

　ほかにも，Eメールやインターネット，字幕放送，シルバーホン，ファクシミリ，筆談ボード，光や振動を利用したチャイム，磁気ループシステムなどの活用の有用性も指摘されている[6, 22]．光や振動を利用したチャイム，筆談ボード，耳マークなどは個人で利用できるが，磁気ループシステムや電気通信リレー・サービスなどは，社会的に整備しなければならないであろう．これらのなかには，まだ一般に普及していないものも含まれており，有効性の検証と普及方法の検討に関する研究が望まれる．

　以下に，適切なコミュニケーションが図れない場合，本人が用いることが可能なコミュニケーション・ストラテジーについて紹介する．コミュニケーション・ストラテジーには，コミュニケーションを促進する適

応的なものと，促進しない非適応的なものがある[5,55]．適応的ストラテジーには，言語的と非言語的方略がある．適応的言語的ストラテジーとしては，「相手に話を繰り返してもらうように依頼をする」「自分が難聴であることを相手に説明する」などがある[5]．適応的非言語的ストラテジーは，「相手の表情に注目する」「よく聞こえる場所に移動する」などである[5]．一方，非適応的なストラテジーは，「わかったふりをする」「会話を避ける」などであり，このストラテジーではコミュニケーションは促進されない[5]．

　北野[22]は，手話・指文字も効果的であるとして挙げている．しかし，加齢性難聴者は話し言葉を使用して生活してきたため，手話・指文字を学習してきていない場合がほとんどであろう．高齢になってから新しいことを学習することには困難が伴うため，手話や指文字を高齢者が学習し使用することには制約があるのではないだろうか．

　先行研究に示されている周囲の人々が加齢性難聴者に対して行う対応は，言語的，準言語的，非言語的，態度・マナーに分類しうる．言語的配慮は，「文章は短く，単語は平易に」「わからないときは言い換える」「わからないときは書く」などが多くの研究において繰り返し取り上げられている．高齢者に話が伝わらない場合の対応方法は，単純に繰り返すだけではなく，平易な単語に言い換えたり，筆談をしたりすることが効果的である[22,30]とされるが，これは一般的にあまり知られていないと思われる．たとえば，高齢者施設において，職種や経験の違いによる老人性難聴への対応方法を明らかにした長尾ら[34]の研究では，筆談の利用は経験による違いが明白であり，3年以上の経験者では42%であるのに対して，半年未満では16%，学生ではわずか5%にすぎなかったと報告されている．経験から筆談の有効性が学ばれているとも考えられよう．

　準言語とは，音声に含まれる言語情報以外のもので，声のトーンや口調などをいう．「はっきり話す」「ゆっくり話す」「叫ばない」「自然な声の大きさで」などがポイントとなる．一般的に耳の遠い高齢者に対しては大きな声で話しがちであるが，リクルートメント現象があるため逆効果であり，「ゆっくり」と「はっきり」が効果的である[6,22,30,47]．

非言語的配慮に関して，いくつかの先行研究[6,22,30,47]で繰り返し推奨されていることは以下のとおりである．「近づき」[36]，「話す前に注意を引き，突然話しかけない」[6,22,30,47]，「話す前にトピックスを伝える」など，話す前に高齢者の注意を引くという行動や，「相手のほうを見て話す（相手に顔を向ける）」[36]，「離れすぎず，近づきすぎず適切な距離をとる」「静かな場所で明かりが話者の顔を照らす位置に来るように」[22,30]といった，コミュニケーションをする際の場所や位置についての気遣いがある．また，「ジェスチャーを使う」[22,30,36]，「口元を隠さない」[6]のように，非言語によって言語情報を伝わりやすくする工夫も挙げられている．このほかにも，一般的なマナー，「口の中がいっぱいのときに話をしない」「会話の輪からはずさない」「直接話をする」などや，「話を理解しているかどうか確認をする」「相手が答えるために十分な時間をとる」などの配慮も，高齢者とのコミュニケーションでは有用であろう．

Ⅶ．高齢者の嗅覚・味覚・皮膚感覚の特徴

1．嗅覚の特徴

　鼻腔の嗅上皮に到達した揮発性のにおい分子は，末消受容器である嗅細胞の嗅線のにおい分子受容体タンパクと結合し，嗅細胞膜電位の変化を引き起こし嗅神経へのインパルスを発生させ，さらに嗅細胞からの神経線維束は嗅球へ達し，においの識別は嗅細胞と嗅球レベルで行われている[1]．嗅覚の低下は50歳代から始まり，60歳代以降で顕著となるといわれている[18]．嗅覚の機能低下が顕著となる性別と年代について，男性のほうが女性より早期に感受性低下が始まるとの報告[48]がある．また，鼻腔は身体の外側に開口しているため，加齢変化だけではなく外的な刺激を受けやすいが，嗅覚の加齢変化は，視覚や聴覚の変化よりも自覚されにくいことが指摘されている[12]．

　嗅覚障害をきたす原因としては50歳代以下では副鼻腔疾患が多いが，60歳代以上では感冒罹患や原因不明例が増加し，高齢者に特有な原因として，アルツハイマー病やパーキンソン病の初期症状としての嗅覚の

障害，頭部の外傷，薬剤による影響も考慮する必要があるといわれている[9]．

　嗅覚は味覚とともに研究されることがあるが，視覚・聴覚に関する研究と比較して相対的に少ない．これは，味覚に関する研究と同様に，生命を守り社会生活を営むうえで直接的にかかわる問題が少ないためだと思われる．

2．味覚の特徴

　味覚の加齢変化に関する研究は，視覚・聴覚に関する研究や，低栄養・摂食・嚥下に関する研究と比較して相対的に少ない．この背景には，視覚や聴覚は情報を得て適応的に行動するうえで必要性の高い感覚であり，低栄養・摂食・嚥下は生命維持に直結する問題であることが考えられる．味覚は必要な栄養量を摂取するという生理的欲求を満たすうえで必要な感覚であるが，より味わい楽しみながら食事をするという QOL にかかわる問題であるためではないかと推察される．

　味覚は聴覚・視覚・嗅覚と比較して相対的に機能衰退の程度は緩やかと考えられている．舌表面には舌乳頭が存在し，舌乳頭は味細胞を有する味蕾がある．味覚の加齢変化は，以前は舌に分布する味蕾の数の減少と考えられてきたが，近年は味蕾を構成する味覚受容体細胞の細胞回転が遅くなることが原因であると推測され，亜鉛の摂取不足が味細胞のターンオーバーへ影響することが報告されている[64]．亜鉛の内服治療の有効性は高齢者においても変わらないという報告[14]がある．

　味覚は，甘味，酸味，塩味，苦味，うま味の5種類で構成されるが，現時点ではうま味の感度に関する報告は少ない．うま味以外の4種類で検討された結果においては，高齢者の味覚閾値は，全種類ともに上昇するとの報告[26,37]がある．また，1本の味神経が支配している領域だけを味覚溶液で刺激するろ紙ディスク法では，閾値は高齢者で若年者より高いが，口全体で味わう全口腔法では，高齢者の味覚は大きく衰えていないとする報告[58]もある．楢崎と堀尾[37]は，62〜85歳の地域住民55人を対象に，大学生55人を対照群として，舌先中央へのろ紙ディスク法を

用いた5種類の味覚検査を実施し，高齢対象者は5種類の味覚閾値すべてが高いことを示した．

　味覚の種類による味覚閾値について研究されたものには，さらに以下のような報告がある．久木野ら[26]は，加齢による味覚変化は，苦味が最も顕著であり，次いで酸味，甘味の順で，塩味は比較的緩やかであることを示した．一方，女性後期高齢者に塩味と酸味に有意差を認めたが甘味，苦味では有意差を認めず，さらに女性のほうが男性よりも味覚識別能が敏感であるという報告[65]や，高齢者群では若年者群よりも塩味，甘味，苦味で有意に閾値が高いという報告[11]もある．味の種類による加齢変化については，視覚・聴覚と比べて一定の見解が得られていないように思われ，今後の研究が期待される．

　一般的に，高齢者の味覚障害には，歯牙の欠損，唾液分泌量の減少などの影響も報告されているが，高齢者の味覚障害にはさらに全身性疾患や薬物療法が関与し，加齢そのものによる変化をとらえることがむずかしいという報告が多い．高齢者は複数の疾患を有し，多剤併用による薬物療法を受けている場合も多く見受けられる．花井ら[11]によると，服薬や全身性疾患，口腔乾燥や義歯などは味覚機能へ影響しているという．味覚の障害を生じやすい要因として，薬物による影響については共通見解が見受けられるが，飲酒や喫煙，食習慣などの影響については，現在のところ完全に一致した十分明解な見解が必ずしも得られていないように思われる．

3．皮膚感覚の特徴

　温度覚（冷・温）・痛覚・粗大な触覚のような表在感覚も，繊細な触覚や振動覚のような深部感覚も，加齢とともに閾値が上昇することが明らかにされている．また，深部感覚のほうが，表在感覚よりも加齢の影響を受けやすいという結果が知られている[13]．

　横断研究の結果によると，温度覚については，冷点は前額部で密度が最も高く，足背で最も低く，老年群では成年群と比較して，密度が減少していることが報告されている[33]．内田と田村[62]は，28人の高齢女性

（61〜88 歳）と 10 人の若年女性（20〜25 歳）を比較し，高齢女性は若年女性より冷覚閾値が上昇し，それは下腿，足部で顕著であり，温覚閾値については冷覚閾値よりもさらに大きく，冷覚閾値と同様に下腿，足部で顕著であることを示した．つまり，高齢女性は冷感・温感ともに個人差は大きいが加齢に伴い閾値が上昇すること，冷覚が温覚よりも感受性がよいこと，感覚閾値は部位により異なり，顔面や上肢に比べて下肢，とくに足部の閾値が上昇するとされている [62]．Thormbury らのデータを引用した高橋 [57]によると，客観的，定量的触知を測定する Semmes-Weinstein-Monofilaments 法により，加齢とともに触覚の閾値が上昇することが確認されている．高齢者の触覚閾値の上昇については，複数の結果により示されている [13,21]．

Ⅷ．高齢者の嗅覚・味覚・皮膚感覚と日常生活

1．嗅覚と日常生活

　嗅覚の障害は，高齢者の食欲低下に結びつくことも考えられる．食品のにおいから危険なものを飲食してしまう可能性や，鍋を焦がす・ガス漏れなどの危険を察知することが困難となることが指摘され [31]，あるいは，自分自身の口臭や体臭に対する敏感さが低下することも予測される．

　嗅覚の低下による自分の体臭への無関心さは，身体の清潔さを欠くことにつながることが考えられる．自他の体臭に敏感な若者や子どもも少なくないので，高齢者自身が気づかずにいる場合には，人間関係を疎遠にする一因ともなりかねない．

2．味覚と日常生活

　味覚感度の低下は嗅覚機能の低下や障害とともに，食事とその楽しみに影響することはいうまでもない．しかし，その前段階である高齢者の調理への影響も考えられる．一人暮らしの高齢者や高齢者のみの世帯では，知らず知らずのうちに濃い味つけに偏り，糖分や塩分の過剰摂取につながる．

一般的に，高齢者は単調な食事を気にかけない傾向があるといわれており，同じ食品を摂ることが多くなることによって栄養が偏りやすいことも指摘されている．さらに，うま味の感度の低下は食欲と関連する可能性があり，食欲減退を背景とした低栄養をもたらすことが危惧される．

3．皮膚感覚と日常生活

温度覚の加齢変化は，冬季の湯たんぽや電気毛布，使い捨てカイロなどによる低温火傷を引き起こす原因となりやすい．とくに皮膚が脆弱した高齢者の場合，皮膚の損傷をより受けやすい．また下着や衣服を何枚も重ね着することにより体温調節機能も低下しやすくなる．近年の熱中症予防のためのエアコンの使用や冬季の暖房器具の使用など，冷暖房器具の適切な必要性について実感することを困難にする可能性がある．

触覚については手先の皮膚感覚や手指の巧緻性の低下に伴い，コインを財布から取り出して買い物をしたり，自動販売機を利用すること，あるいは，洋服の小さなボタンをつかむことなどが困難になったり，食器洗浄時に皿やコップを落とすことや，階段の手すりをつかんだつもりが十分につかめていないなど，生活上のさまざまな不便や危険と結びついている．

一方，足の触覚の低下は，立位や歩行時の不安定さにもつながり，転倒の危険性を高める可能性がある．さらに，スリッパから出ている足先をぶつけ傷ができていたことに気がつかない，というようなことも生じかねない．熱い冷たいという感覚や手足の触覚の低下は，本人が実感しにくい可能性もあるので，周囲も定期的に確認するというような配慮が望まれる．

Ⅸ．嗅覚・味覚・皮膚感覚機能低下への対応

加齢に伴う嗅覚の障害に対する治療法は確立されていない．食品の香りについては，各種フレーバーを添加することは可能ではあるが，嗅覚の障害に対しては，残された視覚・聴覚・味覚等で対応すべきであると

指摘されている[9]．ガス漏れに関しては，警報器の設置などによる環境対策が推進されているが，自身のにおいについては，遠慮なく意見を聞きことのできる家族や友人関係も必要となるであろう．

認知症ケアにおいて，香り刺激を用いて認知機能へ働きかける試みが行われているが，住み慣れたわが家のにおい，好みの香水，家族やペットのにおいなど記憶に残るにおいは，高齢者への癒しになることもあろう．

高齢者の味覚感度の低下には，まず，高齢者自身が気づくことが重要である．とくに一人暮らしや高齢者だけの世帯では，時々，自分の味つけを確認してもらうことが望ましい．その意味では，家族や友人，近所の人との会食の機会は，味つけだけでなく，食事内容の偏りを軽減する機会ともなることが期待できる．

高齢者が自分自身で調理する場合には，経験的な目分量で味加減をするのではなく，計量スプーン等を用いて調理することが安全であろう．また，食品や弁当などを購入する際には，栄養成分等の表示を参考にすることは有用であろうが，こうした表示が高齢者に不適切な大きさや色の文字で示されている場合には，ぜひとも改善されなければならないことである．

温度覚の低下への対応としては，家族などが細やかな気配りをすることも安全対策として有効である．しかし，一人暮らしや高齢者のみの世帯では，高齢者自身で対応せざるを得ない．こうした場合には，風呂の湯加減や室内の温度や湿度は，室温計や湿度計を用いることが勧められる．また，カイロや湯たんぽなどは，適切な使い方を遵守することが不可欠である．入浴後に保湿クリームを使用することも皮膚の保護になり老人性皮膚掻痒症の改善にも有用である．

触覚や手の巧緻性が低下することは，金銭の取扱いを困難にする可能性がある．金銭を取り出しやすい口の広い財布を使用するなどの工夫も効果的ではあるが，周囲の人も，高齢者を焦らせたりせず，ゆっくりした対応を心がける必要がある．手先だけでなく，足の出るサンダルやスリッパは，転倒の危険を高める可能性もあるので，慎重に使用すること

が必要であろう.

　視覚と聴覚に比較して，嗅覚，味覚，皮膚感覚の機能低下は，ともすれば実感が乏しかったり軽視されがちである．しかし，高齢者が安全に生活し，QOLを維持・向上するために重要なことであることは，改めて認識されるべきではなかろうか.

　本稿の執筆に際し桜美林大学大学院老年学研究科刈谷亮太氏の助力を得たことに感謝する.

文　献

1) 相澤忠範, 青木克憲, 青木継稔, 青木　徹ほか：南山堂医学大辞典. 第19版, 539-540, 南山堂, 東京 (2006).
2) 安藤　進, 鈴木隆雄, 高橋龍太郎：老化のことを正しく知る本. 102-111, 中経出版, 東京 (2000).
3) 青木義郎, 豊福芳典, 塚田由紀, 関根道昭ほか：高齢運転者の知覚特性の劣化とその対策について. (2007). Available at : https://www.ntsel.go.jp/forum/2007files/07-17k.pdf
4) Dalton DS, Cruickshanks KJ, Klein BE, Klein R, et al.: The impact of hearing loss on quality of life in older adults. *Gerontologist*, **43** (5) : 661-668 (2003).
5) Demorest ME, Erdman SA : Development of the communication profile for the hearing impaired. *J Speech Hear Disord*, **52** (2) : 129-143 (1987).
6) Dugan MB : Living with Hearing Loss. Gallaudet University Press, Washington, D.C. (2003). (中野善達監, 栗栖朱理訳：難聴者・中途失調者のためのサポートガイドブック. 78-178, 明石書店, 東京, 2007)
7) 藤井正人：加齢性難聴. *IRYO*, **62** (6)：355-360 (2008).
8) 深井小久子：高齢社会における新しい視能矯正；生きがいを生む視能矯正とは. 川崎医療福祉学会誌, **5** (1)：31-38 (1995).
9) 深澤啓二郎：高齢者嗅覚障害の特徴とその治療. 医学のあゆみ, **197** (7)：543-546 (2001).
10) 福田忠彦：高齢者とテレビ；加齢に伴う視覚機能の変化. テレビジョン学会誌, **44** (1)：39-46 (1990).
11) 花井正歩, 玉澤佳純, 高藤道夫, 菊池雅彦：高齢者の味覚機能に及ぼす要因に関する研究. 老年歯科医学, **19** (2)：94-103 (2004).
12) 原田博文, 今村明秀, 市川大輔：高齢者のニオイ識別能；2つの識別検査の結果. 福岡歯科大学, **33** (4)：183-186 (2007).
13) 平井俊策：触覚・痛覚の老化. 老年精神医学雑誌, **13** (6)：632-637

（2002）.

14) 池田　稔：総説「ランチョンセミナー　加齢と味覚障害」加齢と味覚障害. 口腔・咽頭科, **25**（2）：133-138（2012）.

15) 石橋達朗, 大島裕司：加齢黄斑変性の新しい治療. 学術の動向, 7 月号：33-37（2010）.

16) 石原　治：高齢者の認知機能とバイオメカニズム. バイオメカニズム学会誌, **27**（1）：6-9（2003）.

17) 磯野春雄, 倉田晃二, 山田千彦：高齢者の視覚の色空間周波数特性および時間周波数特性. 映像情報メディア学会誌, **57**（12）：1697-1702（2003）.

18) 岩本俊彦：高齢者の嗅覚・味覚. *Geriat Med*〈老年医学〉, **52**（4）：418-419（2014）.

19) 川口順子, 庄山茂子, 團野哲也, 栃原　裕：高齢者の生活環境における色彩弁別能力および視力の影響. 人間と生活環境, **12**（1）：21-26（2005）.

20) 川島幸夫：高齢者に好発する眼疾患と眼科手術療法. 川崎医療福祉学会誌, **3**（1）：35-40（1993）.

21) 北川公路：老年期の感覚機能の低下；日常生活への影響. 駒澤大学心理学論集（KARP）, **6**：53-59（2004）.

22) 北野庸子：老人性難聴とコミュニケーション；高齢化社会に向けて. 東海大学健康科学部紀要, **2**：53-58（1996）.

23) 厚生労働省：平成 22 年国民生活基礎調査の概況.（2011）. Available at : http://www.mhlw.go.jp/toukei/saikin/hw/k-tyosa/k-tyosa10/

24) Kosnik W, Winslow L, Kline D, Rasinski K, et al.: Visual changes in daily life throughout adulthood. *J Gerontol*, **43**（3）：63-70（1988）.

25) 口ノ町康夫：高齢者における視知覚.（大山　正, 今井省吾, 和氣典二, 菊地　正編）新編　感覚・知覚心理学ハンドブック　Part 2, 252-261, 誠信書房, 東京（2007）.

26) 久木野憲司, 水沼俊美, 金子真紀子, 久野一恵ほか：加齢にともなう味覚機能の変化について. 福岡医誌, **89**（3）：97-101（1998）.

27) Li CM, Zhang X, Hoffman HJ, Cotch MF, et al.: Hearing impairment associated with depression in US adults, National Health and Nutrition Examination Survey 2005-2010. *JAMA Otolaryngol Head Neck Surg*, **140**（4）：293-302（2014）.

28) Lin FR, Ferrucci L, Metter EJ, An Y, et al.: Hearing loss and cognition in the Baltimore longitudinal study of Aging. *Neuropsychology*, **25**（6）：763-770（2011）.

29) Lin FR, Metter EJ, O'brien RJ, Resnick SM, et al.: Hearing loss and incident dementia. *Arch Neurol*, **68**（2）：214-220（2011）.

30) McConnell EA : Clinical Do's & Don'ts ; How to converse with a hearing-impaired patient. *Nursing*, **32**（8）: 20（2002）.

31) 三輪高喜：高齢者の嗅覚障害. *Geriat Med*〈老年医学〉, **44**（6）: 813-817（2006）.

32) 村上　晶：加齢と眼疾患. 日老医誌, **42**（2）: 158-159（2005）.

33) 村田成子, 入来正朗：老人の体温；皮膚感覚点分布頻度に及ぼす加齢の影響. 日老医誌, **11**（3）: 157-163（1974）.

34) 長尾哲男, 鎌田篤子, 東登志夫：老人性難聴者の聞こえ方の理解と対応方法の調査；高齢者施設における職種別調査から. 長崎大学医学部保健学科紀要, **16**（2）: 121-126（2003）.

35) 中川雅文：「耳の不調」が脳までダメにする. 104, 講談社, 東京（2009）.

36) 難聴高齢者のサポートを考える研究会（編）：難聴高齢者サポートハンドブック. 34-70, 日本医療企画, 東京（2001）.

37) 楢崎有季子, 堀尾　強：高齢者の味覚に関する研究. 栄養学雑誌, **64**（6）: 339-343（2006）.

38) 日本緑内障学会：日本緑内障学会多治見緑内障疫学調査（通称：多治見スタディ）報告.（2012）. Available at : http://www.ryokunaisho.jp/general/ekigaku/tajimi.html

39) 西永正典, 池成　基, 上総百合, 高田　淳ほか：老年症候群；わずかな視・聴覚機能低下が生活機能や QOL 低下に与える影響. 日老医誌, **44**（3）: 302-304（2007）.

40) 丹羽さよ子, 田口朋子, 松田史代, 榊間春利ほか：地域在住高齢者の視機能と関連要因の検討. 鹿児島大学医学雑誌, **65**（2）: 37-47（2014）.

41) 小川　郁：耳鳴. 耳鼻咽喉科・頭頸部疾患, **70**（5）: 27-31（1998）.

42) 岡田　潔：調節と老視.（渡辺郁馬ほか編）口腔, 感覚器, 皮膚, 泌尿・生殖器疾患, 56-50, メジカルビュー社, 東京（1986）.

43) 岡嶋克典：視覚の加齢変化；基礎と応用. *Journal of the Illuminating Engineering Institute of Japan*, **94**（3）: 171-175（2010）.

44) 長田久雄：高齢者の感覚と知覚.（井上勝也, 木村　周編）新版老年心理学, 1-18, 朝倉書店, 東京（1993）.

45) Saito H, Nishiwaki Y, Michikawa T, Kikuchi Y, et al.: Hearing handicap predicts the development of depressive symptoms after 3 years in older community-dwelling Japanese. *J Am Geriatr Soc*, **58**（1）: 93-97（2010）.

46) 佐藤正美：老年期の感覚機能・聴覚. 老年精神医学雑誌, **9**（7）: 771-774（1998）.

47) Selby P, Griffiths A : A Guide to Successful Aging. The Parthernon Publishing Group Limited, Lancashire（1986）.（矢野目雅子, 小林　博訳：ガイドブック　上手に老いるには. 岩波書店, 東京, 1991）

48) 渋谷恵夏, 洲崎春海：老化現象の解明と予防老化の嗅覚. 老年精神医学

雑誌, **13**（6）：620-624（2002）.

49) 設楽哲也：耳の老化.（渡辺郁馬ほか編）口腔, 感覚器, 皮膚, 泌尿・生殖器疾患, 100-105, メジカルビュー社, 東京（1986）.

50) Skinner BF, Vaughan ME : Enjoy Old Age ; A Practical Guide. Norton & Company, New York（1985）.（大江聡子訳：初めて老人になるあなたへ. 48-60, 成甲書房, 東京, 2012）

51) Slawinski EB, Hartel DM, Kline DW : Self-reported hearing problems in daily life throughout adulthood. *Psychol Aging*, **8**（4）: 552-561（1993）.

52) 杉浦彩子, 大前由紀雄, 新名理恵, 池田　稔：補聴器装着前後の心理的ストレスの評価. 日本耳鼻咽喉科学会会報, **103**：922-927（2000）.

53) 杉浦彩子, 内田育恵, 中島　務, 西田裕紀子ほか：高齢者の耳垢の頻度と認知機能, 聴力との関連. 日老医誌, **49**（3）：325-329（2012）.

54) 杉浦彩子：驚異の小器官　耳の科学. 151-155, 講談社, 東京（2014）.

55) 鈴木恵子：第4章　聴覚障害の指導・訓練　3　成人の指導・訓練.（藤田郁代シリーズ監, 中村公枝, 城間将江, 鈴木恵子編）標準言語聴覚障害学；聴覚障害学, 265-267, 医学書院, 東京（2010）.

56) 立木　孝, 笹森史朗, 南吉　昇, 一戸孝七ほか：日本人聴力の加齢変化の研究. *Audiology Japan*, **45**：241-250（2002）.

57) 高橋龍太郎：高齢者のこころとからだ；触る. ジェロントロジーニューホライズン, **19**（1）：44-47（2007）.

58) 富田　寛：高齢者の味覚を保つ食事対策. 月刊フードケミカル, **12**（12）：38-43（1996）.

59) 内田育恵, 中島　務, 新野直明, 安藤富士子ほか：加齢および全身性基礎疾患の聴力障害に及ぼす影響. *Otology Japan*, **14**：708-713（2004）.

60) 内田育恵：難聴；高齢者. 現代医学, **55**（1）：137-141（2007）.

61) 内田育恵, 杉浦彩子, 中島　務, 安藤富士子ほか：全国高齢難聴者数推計と10年後の年齢別難聴発症率；老化に関する長期縦断疫学研究（NILS-LSA）より. 日老医誌, **49**（2）：222-227（2012）.

62) 内田幸子, 田村照子：高齢者の皮膚における温度患者性の部位差. 日本家政学会誌, **58**（9）：579-587（2007）.

63) Vermeire K, Brokx JP, Wuyts FL, Cochet E, et al.: Quality-of-life benefit from cochlear implantation in elderly. *Otol Neurotol*, **26**（2）: 188-195（2005）.

64) 矢島南弥子：高齢者の栄養と味覚, 咀嚼・嚥下能力の特徴. 地域リハビリテーション, **9**（2）：111-115（2014）.

65) 吉川洋子, 吾郷美奈恵：高齢者の味覚識別能と日常生活習慣. 島根県立看護短期大学紀要, **5**：95-100（2000）.

【さらに学習を深めたい方のために】

<聴力>

内田[1]は，高齢者の難聴と聴力低下の関連について 2011 年以降の主要な論文だけでも 60 本以上にも上ること，近年注目を集めている研究テーマでありその文献についても紹介している．ぜひ参照していただきたい．

1) 内田育恵：Seminar1. 高齢者の難聴と認知機能．日老医誌，**53**（4）：313-318（2015）．

<嗅覚>

三輪[2]は，パーキンソン病（PD），アルツハイマー病（AD）ならびにレビー小体型認知症（DLB）などの神経変性疾患の早期症状として嗅覚障害が出現する研究報告が多いこと，軽度認知機能障害患者のなかでも嗅覚が低下している患者が有意に AD に進展すること，アロマテラピーが加齢による嗅覚低下に有効となることなどを文献も含めて詳細に報告している．近年，注目されている研究分野であり，参照していただきたい．

2) 三輪高喜：Seminar3. 高齢者の嗅覚障害．日老医誌，**53**（4）：325-329（2015）．

（長田久雄，佐野智子，森田恵子）

第4章

高齢者の実行機能

要　約

高齢者では，認知機能の柔軟な運用がむずかしくなることが知られている．認知機能の柔軟な運用にかかわるのが実行機能である．実行機能は，課題に対する構えの維持やシフト，ワーキングメモリの内容の更新やモニタリング，課題に関連しない情報や反応の抑制などの下位の機能から成り立つ．加齢に伴い，これらの機能がいずれも低下することがあることが知られている．また，プランニングや手段的日常生活動作能力に関する，より高次な機能もまた，加齢の影響を受ける．これらの実行機能は主に脳の前頭葉がかかわると考えられているが，最近の高齢者の脳活動を調べた研究では，同じ課題であっても，高齢者と若年者では，異なる脳の部位が用いられていたり，あるいは，異なるタイミングで用いられていることがわかってきている．実行機能にかかわるこれらの知見は，高齢者の日常生活における行動の特徴や日常生活上での困難を理解するうえで重要である．

Key words：実行機能，抑制機能，認知的柔軟性，前頭葉

Ⅰ．実行機能とは

Executive function について，医学の分野では「遂行機能」という語

が定着しつつあるが，心理学の分野では「実行機能」と訳されることが多い．いずれの訳語も，executive のニュアンスを完全に伝えているとは言い難いが，本章では「実行機能」の語を用いることにする．

実行機能とは，ある行動目標の達成や思考の維持，的確な意思決定などのために，認知処理過程をトップダウンによって努力的（effortful）に制御することにかかわる機能のことである[3]．

心理学では，前頭葉を損傷した実験動物（サルなど）がゴールの維持を必要とする課題の遂行が困難になることや，前頭葉損傷患者が日常的な行動を必要以上に繰り返す，あるいは行動を柔軟に切り替えることが困難になることなど[9]の機序を説明するために実行機能という概念が確立されてきた．一般に前頭葉損傷後の障害は，特定の行動や特定の課題のみではなく，さまざまな側面で観察されるので，課題間で共通の高次の統制機能の損傷によると考えられた[13]．行動を円滑に遂行するために必要な，感覚情報の処理，記憶の検索や保持，行動の選択と遂行などの各過程を制御する司令塔のような機能が損傷されたというわけである．

健常者を対象とした脳活動計測研究の成果も後述のとおり，前頭葉と実行機能との密接な関連を示している．また，第9章で解説されているが，加齢に伴って前頭葉の機能が低下することも知られており，高齢者の実行機能の低下が，主として前頭葉の機能低下によると考えられている．さらに，加齢に伴って目標指向的な行動が困難になったり，あるいは，習慣化された行動の抑制が困難になったりという日常生活上での問題があることから，それらの機序として，高齢者の実行機能の解明も進んできている．

実行機能とは，具体的にはどのような機能によって構成されているのであろうか．Miyake ら[11]は，実行機能に関する研究で用いられてきた9つの課題を137人の大学生に実施し，その成績データの個人差についての潜在構造分析を行った．その結果，実行機能が①課題や構えのシフト（shifting），②ワーキングメモリ表象の更新（updating）やモニタリング，③優勢な反応の抑制（inhibition）の3つの要素から構成されることを明らかにした．ワーキングメモリに関しては，本書第9章で取り

上げられているので，ここでは他の2つを中心に解説する．

　認知機能に関する心理学研究は，それを調べるための実験課題の発展と不可分である．そこで，本章でも，実行機能を調べるための課題の解説と，そこからわかる認知機能，さらには，それらへの加齢の影響という観点からまとめる．

II．抑　　制

　加齢に伴う実行機能の変化のひとつは抑制機能の低下である．たとえば，高齢者では，突然，文脈からはずれた会話を始めたり，社会的に不適切な発言をする傾向が増えることが知られている．若年者では，そのような言葉が頭に浮かんだとしても，発言に至らないのに対して，高齢者では抑制機能の低下のために，無関連な思考（mind wandering）を抑制することができずに，つい発言してしまうと考えられている[4]．ほかにも，抑制機能の低下によって説明できそうな高齢者の日常生活の行動傾向はあるが，心理学では，さまざまな課題によって抑制機能の特性が調べられてきている．ここでは代表的なものを2つ紹介する．

1．ストループ課題

　高齢者は，学習によって自動化された優位な反応を抑制しながら，非優位な反応を行わなければならない状態で，若年者に比べてより困難を示す．そのような状況の代表的なものにストループ課題がある[17]．現在用いられている一般的なストループ課題の手続きでは，色つきの色名単語（たとえば，赤色で書かれた「あお」という単語）が画面に表示される．実験参加者の課題は，その単語が何色で書かれているかをできるかぎり速く呼称することである（前述の例では「あか」と回答すれば正解）．単語が提示されてから呼称を開始するまでの時間（反応時間）を計測し，また，呼称の正答率を算出する．典型的な結果では，単語色と色名が一致する場合（赤色の「あか」）に比べて，不一致の場合（前述の例）には，反応時間が遅延し，また誤答が増える（ストループ効果）．

ストループ課題では，われわれが長期間にわたって学習してきた優位反
応である，見た単語をそのまま読むという行動を抑制しながら，日頃，
不慣れで非優位な反応である色名呼称をすることが必要となる．

　これまで多くの研究で，加齢に伴うストループ効果の増加が報告され
ている[1]．これらの研究では，一貫して加齢に伴って不一致条件におい
て反応時間の遅延が大きくなり，誤答も増える．上述のとおり，スト
ループ効果は優位反応に対する抑制機能を反映していると考えられてい
る．つまり，加齢に伴って抑制機能が低下するため，自動的に活性化す
る単語呼称反応の抑制が困難となり，色名呼称の反応と干渉しやすくな
り，その結果，反応が遅延したり，抑制に失敗して誤って単語呼称をし
たりというようなことが起きる．一方で，加齢に伴う全般的な脳内の処
理時間の遅延によってストループ効果を説明できるという議論も根強く，
ストループ課題の成績低下が抑制機能を反映していることを支持しない
研究[21]もある．

2．注意の捕捉

　視覚性の注意や眼球運動の制御において，高齢者では，課題に関係の
ない対象を無視することが困難になる．Kramerら[7]の研究では，注視
点を中心とした仮想円上に6つの灰色の円が提示され，さらに，それぞ
れの円の内側に「8」の文字が提示された（図4-1）．1秒後，6つのう
ちの5つの円が赤色に変化し，同時に，中の「8」がそれぞれ異なる英
文字に変化した．実験参加者の課題は，色が他とは異なる要素（灰色の
まま色が変化しなかった要素）に視線を動かし，そのなかの文字を読ん
で報告することであった（このような課題を視覚探索課題と呼ぶ）．さ
らに，課題に無関連な妨害要素が提示される条件では，円の色の変化と
同時に，6つの円以外の位置にもう1つ新たな赤色の円（妨害要素）が
出現した．このような条件下で，高齢者では36％の試行で妨害要素へ
の視線の移動がみられたのに対して，若年者では14％の試行にとどまっ
た．これらの結果は，灰色のものを探すというトップダウンの行動目標
があるにもかかわらず，課題とは無関連の新たに出現した妨害要素に注

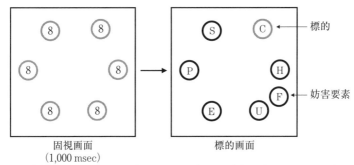

実験参加者は標的画面中の色の異なる対象に眼球を移動し，その中に表示されている文字を回答する．
(Kramer AF, Hahn S, Irwin DE, Theeuwes J : Age differences in the control of looking behavior ; Do you know where your eyes have been? *Psychol Sci*, 11（3）: 210-217, 2000 より改変引用）

図 4-1　注意の捕捉実験の刺激

意が誘導されたことを示している．従来から，なにもないところに新たに出現する視覚要素は顕著性が高く，ボトムアップによって注意を引きつける特性があることが知られているので，この課題では，そのようなボトムアップの注意の誘導（注意の捕捉〈attentional capture〉と呼ぶ）に抗して，行動目標に従って注意の移動を制御できるかどうかが測られている．結果として，高齢者は，若年者に比べて，課題無関連な情報に注意がより頻繁に誤誘導された．課題に無関連な情報そのものの処理，あるいはその情報に対する反射的な眼球運動を意図的に抑制する機能が，高齢者においては低下していると解釈されている[8]．

3．抑制と脳機能

ここで取り上げた以外にも，anti-saccade 課題，go/no-go 課題，stop-signal 課題など，抑制機能を反映すると考えられている課題が数多く考案されており，それぞれ加齢に伴う成績の低下が報告されてきている．本稿で取り上げたものでも，注意や眼球運動の誤誘導は視覚情報処理あるいは眼球運動のレベルでの抑制，ストループ課題は呼称のための音韻情報処理における抑制であり，それぞれ異なる認知処理のレベル

での抑制を反映していると考えられる．にもかかわらず，これら抑制機能が関与すると想定される課題では，一貫して加齢の影響がみられる．

　若年者を対象として，さまざまな抑制がかかわる課題を遂行しているときの脳活動を計測した研究をまとめたメタ分析によると，異なる課題間でも，下前頭回，補足運動野，後部頭頂領域，背外側前頭前野，島回などの活動が共通して観察される [19]．ゆえに，前頭葉－頭頂葉を中心とした，異なる課題に共通に働く抑制機能ネットワークが想定され，その加齢に伴う機能低下が，さまざまな課題の成績や，日常生活における思考や行動に影響を与えていると考えることができる．

Ⅲ．認知的柔軟性

　認知的柔軟性（cognitive flexibility）とは，そのときどきの状況に応じて，適切に行動のゴールを切り替えたり，あるいは，そのためのルールを切り替えたりすることに関連する機能である．高齢者は頑固であるとか，融通が利かないといったことが，日常生活場面では話題になるが，そのような高齢者に特有の行動の認知的機序として，認知的柔軟性をとらえることができる．

1．ウィスコンシンカード分類課題

　前頭葉機能の神経心理学的検査のひとつにウィスコンシンカード分類課題（Wisconsin card sorting test ; WCST）がある．この検査は，4種類のマーク（円型や星形など）のうち1種類が4色のうちの1つで着色されたものが1〜4のいずれかの個数で描かれたカードのセットが患者に与えられる．患者は，そのカードを1枚ずつ，色，形，数のいずれかのカテゴリに従って分類することが求められる．検査者は，正解のカテゴリを1つ決めておき，患者の分類したカテゴリが正しいか否かのみを回答する．患者は，正解のカテゴリを試行錯誤で見つけなくてはならない．一度，正解のカテゴリが見つかれば，患者は，そのカテゴリでカードを分類し続ければよい．ところが，この検査は一定回数連続で正解すると，

検査者が正解のカテゴリを変えることになっている．つまり，患者は，直前まで正解であったカテゴリに従ってカードを分類したにもかかわらず，突然，まちがいであることが告げられる．このとき，患者は，今までとっていた課題の構え（カテゴリ）から，別の構え（カテゴリ）にシフトしなくてはならない．しかしながら，典型的な前頭葉損傷患者では，誤りであるにもかかわらず直前に正解していたカテゴリに従ってカードを分類し続けるという誤り（保続エラーと呼ばれる）がみられる．高齢者においても，若年者に比べて保続エラーが増える[15]．すなわち，高齢者は，若年者に比べて柔軟に構えを切り替えることができなくなる．

2．課題切り替え

　WCST には，次の正解を見つけるといった探索的な過程も関与するが，より簡単な課題でも，構えの切り替えにおける加齢効果が明らかになってきている．一般に，課題切り替えの実験では，2種類の課題を手がかり（あるいは事前に決められたルール）に従って切り替え，その遂行成績（主として課題に対する反応時間）を調べる（図4-2a）[10]．図の例では，色（color）という手がかりのあとでは，提示される図形の色を判断して，キー押しで回答する．また，形（shape）という手がかりのあとでは，図形の形の判断を行う．手がかりはランダム順で提示されるため，実験参加者には，手がかりに従って判断すべき属性を切り替える，あるいは切り替えないことが求められる．このような手がかりに応じて切り替えを必要とする実験条件に加えて，1つの手がかりのみが実験ブロックを通じて固定して提示される単一課題条件を実施し，成績を比較すると，課題遂行時間は切り替え条件のほうが単一課題条件よりも長くなる（全体コストと呼ばれる，図4-2b）．とくに高齢者では，この全体コストが大きいことが一貫して報告されている．高齢者は，課題に対する構えの更新の機能が低下するため，2つの構えを柔軟に変更することが困難になると考えられている[10]．

　一方，切り替え条件内でも，直前で異なる課題を遂行した場合（課題切り替え試行）の課題遂行時間は，直前の試行で同じ課題を遂行した場

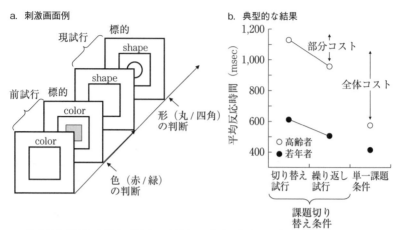

a：典型的な課題切り替え手続きの刺激例．実験参加者は，枠の上に表示される手がかりに従って，その後に提示される図形の色，または形の判断を行う．
b：図形の判断に要した時間を計測し，直前の手がかりとの関係に従って平均反応時間を求める．
（出典：a は文献 10 を改変引用）

図 4-2　課題切り替え手続きの実験刺激と典型的な結果

合（課題繰り返し試行）よりも長くなる（部分コスト，図4-2b）．部分コストに対する加齢の影響については，高齢者のほうが大きいとする研究と年齢差がみられないとする研究があり，一貫した結果が得られていない．

3．認知的柔軟性と他の実行機能の関係

　課題切り替えに限らず，実行機能の課題では，ゴールが何であるかを必要な期間，維持することが求められる．たとえば，ストループ課題では，「色名を答える」という課題のゴールをたえず保持しておかなくてはならないし，視覚探索課題では，どのようなターゲットに反応するかを，課題期間中，保持しておく必要がある．このような，ゴール表象，あるいは課題の構えの保持にはワーキングメモリが関与していると考えられており，ワーキングメモリに関連する脳部位が認知的柔軟性にも関連することが知られている[12]．

さらに，課題の切り替えにおいては，新しい課題に移行する際に，直前の課題に対する構えを抑制する過程がかかわるとも考えられる．ゆえに，実行機能を構成する要素の機能は，それぞれ完全に独立ではない．

Ⅳ．より高次の課題との関係

高次脳機能障害の診断や治療といった医学的観点からは，プランニングや意思決定（とくに，正解のない場面で意思決定），展望的記憶のような，日常の生活行動に密接に関連する高次な実行機能が重視される．展望記憶とは，将来に行わなければならない事柄を，そのタイミングで正しく思い出して実行する機能であることを現時点で記銘し，必要になった時点で正しく思い出して，実行するような場合に働く．たとえば，「食後に薬を飲む」ということを，ある時点で記憶しておき，食事が終わったということを手がかりにして，薬を飲むということを思い出して実行するような場合である．高齢者では，このようなイベントを手がかりとした展望記憶の機能低下が生じるため，薬の飲み忘れなどの問題が生じる．展望的記憶以外にも，以下のような高次の機能の加齢に伴う低下が報告されている．

1．プランニング

日常生活においては，事前に一連の行動のプランを立てて，その通りに実行することが求められることがある．このような機能をプランニングと呼ぶ．プランニングの機能を調べる課題に，「ハノイの塔」や「ロンドンの塔」と呼ばれるものがある．

図4-3はロンドンの塔課題の例である[16]．左端の初期状態から，決められた手数でそれぞれ異なる最終状態になるように玉を移動しなくてはならない．このとき，一度に1つの玉をある棒から別の棒に移動することを一手と数える．また，各棒の長さが異なっていて，それによって各棒に置くことができる最大の玉数が決まっている．

ロンドンの塔課題の成績は，着手するまでの時間，遂行に要した時間，

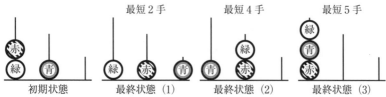

初期状態から，玉を1つずつ動かし，最終状態を作成する．それぞれ (1)～(3) の最終状態を最短の手数で作り出すことが求められる．
(Shallice T : Specific impairments of planning. *Philos Trans R Soc Lond B Biol Sci*, 298 (1089) : 199-209, 1982 より改変引用)

図 4-3　ロンドンの塔課題

　正答数（あるいは，ゴール状態に至るのに要した手数）などを指標とする．高齢者では，それぞれの指標で若年者に比べて低下する[18]．事前に的確にプランを立てること，あるいは立てたプラン通りに行動を遂行することが高齢者では困難になる．
　この課題では，プランを覚えておくためのワーキングメモリや，状況に応じて次の玉を選択することを可能にする認知的柔軟性も関与するが，それに加えて，あるルールの制約のもとで，試行錯誤をしながらプランを立てる部分にかかわる認知活動が必要となる．とくに，最終状態に至る全体のゴールを達成するために，個々の玉の移動という局所的なゴールの系列を階層的に生成する必要がある．このとき，生成するゴール階層の深さが，とくに加齢の影響を受けやすいという報告[6]もある．

2．手段的日常生活動作能力

　実行機能が，より広く高齢者の日常生活と関連しているという研究[20]もある．この研究では Miyake ら[11]にならい，3つの領域の実行機能課題を高齢者に実施するとともに，金銭の管理や生活空間での移動といった手段的日常生活動作能力（instrumental activities of daily living ; IADL）の自己評価に加えて，実際の行動ベースの IADL の評価を行った．その結果，実行機能課題の成績と IADL の自己評価の間には因果関係がみられなかったのに対して，行動ベースの IADL との間には関係がみられた．とくに，認知的柔軟性と実際の IADL 行動の遂行の間に強い因果

関係が示された．金銭の管理といった行動は，そのときどきの目的に合わせて最適な行動を柔軟に選択し，切り替える必要がある．この結果は，実行機能が日常生活における認知的行動の基盤となっていることを示している．

Ⅴ．実行機能にかかわる脳活動の加齢変化

1．加齢による後頭前頭シフト（PASA）

　加齢に伴って脳の活動が大局的に変化する．視覚認知課題を遂行中の脳活動を計測し，若年者と高齢者とで比較した研究では，若年者では後頭葉や側頭葉などの視覚情報処理に関連する部位が主に活動するのに対して，高齢者ではこれら脳の後部の活動は減少し，前頭葉に顕著に活動する部位がみられるようになることが，さまざまな研究で報告されている[5]．このような脳活動のパターンの大局的な加齢変化は，加齢による後頭前頭シフト（posterior-anterior shift with aging ; PASA）と呼ばれている．また，若年者では，前頭葉の右半球あるいは左半球の一側のみが活動する課題であっても，高齢者では両側が活動するようになるという現象も広く観察されている．これらの脳活動部位の加齢に伴う変化は，加齢による特定の部位の機能低下を他の部位（主に前頭葉）が補償していることを反映していると考えられている．PASA の場合には，後頭葉や側頭葉にある視覚情報処理関連部位の加齢に伴う機能低下を補うために，前頭葉からのトップダウンの制御をより働かせることで，課題の成績を保っているという解釈がなされている．

2．加齢による初期-後期シフト（ELSA）

　最近の研究では，加齢に伴って脳の活動部位が変化するのみならず，課題遂行における脳活動の時間的な特性が変化することも知られている．AX-CPT（AX-continuous performance task）という課題を用いた脳活動計測研究[14]では，実験参加者に2つの画面を連続的に提示する．この研究では，最初の手がかり画面に英単語が1つ，次のターゲット画面に

も英単語が1つ提示された．実験参加者には，手がかりの単語がFATE
でかつターゲットの単語が LIME の場合にのみ人差し指のキーを押し，
それ以外は中指のキーを押すことが求められた．実験参加者は，手がか
りが FATE の場合には，ターゲットが LIME ならば人差し指キーを押し，
それ以外なら中指キーを押す，また手がかりが FATE 以外の場合には
ターゲットが何であれ中指キーを押すという行動を，手がかりが提示さ
れた時点で準備することできる．若年者では，手がかりの提示に伴って
前頭葉の活動が増加するのに対して，高齢者では手がかりの提示に伴う
脳活動が観察されず，ターゲットの提示後に，若年者と同じ前頭葉の部
位が活動することが観察された．すなわち，若年者はターゲットの提示
に先立って手がかりの提示時点で前頭葉を活性化させ，準備状態（pro-
active）を作り出しているのに対して，高齢者はターゲットが提示され
てから，同じ部位を働かせて（reactive）反応の選択を行っていると考
えられている．このような時間特性の違いは，別の課題を用いた研究で
もみられ，加齢による初期-後期シフト（early to late shift with aging ;
ELAS）と呼ばれている[2]．

まとめ

　加齢に伴う実行機能の変化によって，さまざまな側面で観察される高
齢者の行動や思考の特徴を説明できる可能性がある．加齢に伴う実行機
能の低下は，これまで動物実験や前頭葉損傷患者のアナロジーで理解さ
れてきたが，近年の研究成果は，高齢者にみられる行動や思考の変化が，
単なる前頭葉機能の低下ではなく，前頭葉を含めた脳のネットワークの
働き方の加齢に伴う変化という捉え方がより適切である可能性を示して
いるといえる．高齢者の実行機能の研究は，高次の認知機能の理解にも
新しい視点を提供しつつある．

文　献

1) Bugg JM, DeLosh EL, Davalos DB, Davis HP : Age differences in Stroop in-

terference ; Contributions of general slowing and task-specific deficits. *Aging Neuropsychol Cogn*, **14** (2) : 155-167 (2007).

2) Dew ITZ, Buchler N, Dobbins IG, Cabeza R : Where is ELSA? ; The early to late shift in aging. *Cereb Cortex*, **22** (11) : 2542-2553 (2012).

3) Diamond A : Executive functions. *Annu Rev Psychol*, **64** (1) : 135-168 (2013).

4) Gold DP, Arbuckle TY : A longitudinal study of off-target verbosity. *J Gerontol B Psychol Sci Soc Sci*, **50B** (6) : P307-P315 (1995).

5) Grady CL, Maisog JM, Horwitz B, Ungerleider LG, et al.: Age-related changes in cortical blood flow activation during visual processing of faces and location. *J Neurosci*, **14** (3) : 1450-1462 (1994).

6) Köstering L, Stahl C, Leonhart R, Weiller C, et al.: Development of planning abilities in normal aging ; Differential effects of specific cognitive demands. *Dev Psychol*, **50** (1) : 293-303 (2014).

7) Kramer AF, Hahn S, Irwin DE, Theeuwes J : Age differences in the control of looking behavior ; Do you know where your eyes have been? *Psychol Sci*, **11** (3) : 210-217 (2000).

8) Kumada T, Hibi Y : Age differences in dimension weighting on visual feature search. *Vis Cogn*, **11** (6) : 721-750 (2004).

9) Luria AR : The Working Brain. Penguin Books, London (1973).

10) Mayr U : Age differences in the selection of mental sets ; The role of inhibition, stimulus ambiguity, and response-set overlap. *Psychol Aging*, **16** (1) : 96 (2001).

11) Miyake A, Friedman NP, Emerson MJ, Witzki AH, et al.: The unity and diversity of executive functions and their contributions to complex "frontal lobe" tasks ; A latent variable analysis. *Cogn Psychol*, **41** (1) : 49-100 (2000).

12) Niendam TA, Laird AR, Ray KL, Dean YM, et al.: Meta-analytic evidence for a superordinate cognitive control network subserving diverse executive functions. *Cogn Affect Behav Neurosci*, **12** (2) : 241-268 (2012).

13) Norman DA, Shallice T : Attention to action ; Willed and automatic control of behaviour. *In* Consciousness and Self-regulation ; Advances in Research, ed. by Shapiro DL, Schwartz G, 1-14, Plenum Press, New York (1986).

14) Paxton JL, Barch DM, Racine CA, Braver TS : Cognitive control, goal maintenance, and prefrontal function in healthy aging. *Cereb Cortex*, **18** (5) : 1010-1028 (2008).

15) Rhodes MG : Age-related differences in performance on the Wisconsin card sorting test ; A meta-analytic review. *Psychol Aging*, **19** (3) : 482-494 (2004).

16) Shallice T : Specific impairments of planning. *Philos Trans R Soc Lond B Biol Sci*, **298** (1089) : 199-209 (1982).

17) Stroop JR : Studies of interference in serial verbal reactions. *J Exp Psychol*, **18** (6) : 643-662 (1935).

18) Sullivan JR, Riccio CA, Castillo CL : Concurrent validity of the tower tasks as measures of executive function in adults ; A meta-analysis. *Appl Neuropsychol*, **16** (1) : 62-75 (2009).

19) Turner GR, Spreng RN : Executive functions and neurocognitive aging ; Dissociable patterns of brain activity. *Neurobiol Aging*, **33** (4) : 826.e1-e13 (2012).

20) Vaughan L, Giovanello K : Executive function in daily life ; Age-related influences of executive processes on instrumental activities of daily living. *Psychol Aging*, **25** (2) : 343-355 (2010).

21) Verhaeghen P, Cerella J : Aging, executive control, and attention ; A review of meta-analyses. *Neurosci Biobehav Rev*, **26** (7) : 849-857 (2002).

（熊田孝恒）

第 5 章

高齢者の言語

—— 加齢による単語認知・産出および
語彙ネットワークの変容 ——

要　約

加齢による言語機能の変化を検討することは，高齢者の言語生活に
対するよりよい理解，および高齢者の社会生活の質を向上させる可
能性をもたらす．本章では，単語の認知・産出・語彙構造に関する
基礎的研究を紹介する．単語認知の変化については，加齢による知
覚能力の低下が大きくかかわるものの，必ず考慮しなくてはならな
い重要な変数であることを示した．単語産出については，とくに音
韻手がかりの低下によって，産出エラーが生じる可能性を示した．
語彙構造に関しては，長期の言語活動による低頻度語語彙の増加，
そして加齢のネガティブな側面による語彙減少がダイナミックに生
じていることを示唆した．言語活動は，他者から判断あるいは検査
しやすい対象であるためか，言語を支える基礎的能力の影響にはあ
まり目が向けられないことが多い．本稿は，適用範囲は限られるも
のの，そのような状況を打開する一助となると考える．

Key words：知覚感度，語彙競合，SOT 現象，TOT 現象，音韻プライ
ミング

序　言

　加齢による高次脳機能の変容において，記憶・認知機能と並んで取り
上げられるのが言語機能である．言語機能はそれ自身が独立に存在して

いるわけではなく，記憶や認知機能といった，より一般的な脳機能を基盤として成り立っている．それにもかかわらず，われわれヒト社会における重要性から，加齢が言語機能に与える影響は人々の関心を引きつけてきた．すなわち，加齢による言語機能の衰退は，人生後期の社会生活を送るうえで非常に重要な意味をもっており，衰退メカニズムの正しい理解は社会全体の利益にもつながる[注1]．このような状況に資するため，本章では，さまざまな言語機能において，最も基礎的なレベルである単語の認知，産出，および語彙構造に対して，加齢が与える影響とその原因について検討していく．

Ⅰ．単語認知

1．加齢による知覚感度低下

　言語の入力段階の処理である視覚・聴覚処理は，加齢とともに大きくその感度が低下し，とくに70歳を超えるとその低下が著しくなる[5, 44]．たとえば視力では，通常の視力低下に加えて，乱視[3]，網膜照度の低下とコントラスト感度の低下[20]が生じる．一方，聴覚では，65歳以上の高齢者の1/3が，とくに高周波数帯における有意な聴力低下を示し[11, 42]，さらに周波数弁別能の低下[45]，ギャップ検出閾の低下[48]も顕著である．これらの知覚感度の低下は，多くの場合で，単語認知の障害の程度と相関することが知られている[18, 44]．

　しかしながら従来の加齢研究において，加齢が知覚感度に与える影響はあまり考慮されてこなかった．SchneiderとPichora-Fuller[46]は，加齢が認知機能に与える影響を検討した288の論文を調査したところ，聴覚研究では18%，視覚研究では21%しか知覚感度が報告されていなかった．さらに，そのうちの6研究しか共変数として知覚感度を考慮していなかった．また，MacKayら[33]は，自己報告による視力と実験者による視力検査との結果を比較した．すると，視力が1.0に矯正されていると述べた被験者のうち，驚くべきことに，高齢者では20%，若年者でも79%しか申告通りの視力ではなかったことが明らかになった．

また，Baltes と Lindenberger[5] も，高齢者においてはとくに，言語能力を含むさまざまな認知機能成績の個人差が，視聴覚感度によって説明されることを報告している．同様に，加齢による言語理解成績の低下も，知覚感度の低下で説明可能な部分が多い．フラミンガム・スタディ[注2] においては，1,662 人の 63～92 歳の成人を対象にして純音の閾値と単語認知の正答数を調べたところ，純音の閾値から単語認知成績が予測可能であることが示された[18]．わが国においても，64 歳以上の成人を対象にした研究において，聴力の低下と単語聴取能力の低下が相関することが示されている[30]．このように，知覚能力の減衰は，加齢に伴う言語認知の低下における最も大きな原因となっている．加齢研究ではとくに，興味のある認知機能のベースとなる知覚感度が年齢群間で異なる．そのため，より妥当性の高い比較を行うためには，被験者の知覚感度を自己申告に頼らず測定し，実験的あるいは共変数として統制することが必要不可欠となる．

2．ノイズによる単語認知成績の低下

　加齢に伴う単語認知能力は知覚感度の減衰とたしかに相関するものの，それが知覚感度の減衰そのものに起因するものなのか，それとも高次認知機能の低下に起因するものなのかについてはいまだ決着がついていない．この議論は，雑音状況において高齢者は聞き取り能力が極端に低下するという日常的な問題にも関連している．実験的にターゲット単語に対するノイズの割合を増加させると，聴覚的な障害がなくても，高齢者の場合は著しく音声単語認知が阻害される[15, 41]．この現象は単純な知覚感度と音声聴取能力の相関関係では説明できない．したがって，雑音状況において新たに加わる何らかの機能障害が存在すると考えられる．これまでの研究では，認知課題に対するノイズや妨害刺激といった知覚的な要因を操作することによって，この現象に対する 2 つの仮説の検証を試みてきた．

　第 1 の仮説は，認知的な機能低下が，加齢に伴うノイズ刺激への脆弱さを引き起こすというものである[37, 56]．たとえば視覚認知場面において

は，Kemper ら [28] が眼球運動を測定した実験を行っている．この実験において，高齢者は，文章中に異なる色やフォントで表示された妨害刺激（知覚的に異なる刺激）を無視して文章を読む課題において，若年者より時間がかかり，内容理解成績も劣っていた．しかしながら，妨害刺激を注視する時間は両年齢群で変わりはなかった．この結果は，少なくとも眼球運動に反映される処理レベルでは，妨害刺激への知覚的処理にかかる時間は高齢者と若年者で変わらないことを示唆している．さらにKemper ら [29] は，色やフォントが変わらない妨害刺激（知覚的に"異ならない"刺激）を用いて，加齢が注視時間に与える影響を検討した．すると，さきの実験とは異なり，高齢者は若年者よりも妨害刺激を長く注視した．これら一連の研究は，高齢者は知覚レベルでの妨害刺激への処理は若年者と比較しても低下していないことを示唆した．

　一方で第2の仮説は，知覚処理障害が高齢者の騒音状況での言語認知成績低下を引き起こすことを主張する．もしこの仮説が正しいならば，若年者の知覚レベルを高齢者と等しくした場合，成績の差はみられないことが予測される．この予測を検討するために，Schneider ら [47] は若年者と高齢者を対象に，SN 比を等しくした刺激を用い，その刺激内容についての理解を確認した．実験の結果，最も正答率が低かった者を除けば，正答率の群間差はなくなった．また，Piquado ら [43] は聴覚障害をもつ高齢者は，文章聴取課題の成績は健常高齢者よりも悪いものの，単語間にギャップをいれることで健常高齢者との成績差がなくなることを示した．これらの結果は，言語音声認知成績の低下は知覚段階の処理障害に起因する部分が大きいことを示唆している．

　加齢による直接の機能低下ではないものの，アルツハイマー病（Alzheimer's disease ; AD）患者を対象として，知覚感度を操作した研究もある．Cronin-Golomb ら [13] は視覚コントラスト強度を高めると，AD 患者の認知課題成績が向上することを報告した．実験では，文字認知，単語認知，絵の呼称，ベントン顔認識テスト，レーヴン色彩マトリックス検査が用いられた．実験の結果，レーヴン色彩マトリックス検査以外は，高齢者（Mini-Mental State Examination〈MMSE〉平均28点程

度）と AD 患者（MMSE 平均 22 点程度）の課題精度と反応時間が向上
した．すなわち，顔認識などの認知課題と同様に，言語課題に対しても
知覚感度が影響することが明らかになった．この結果はとくに，加齢に
起因する認知能力の低下と病理に起因する認知能力の低下の両方に対し
て，同様に知覚感度が影響したことを示した点で興味深い．

　一連の研究結果は 2 つの仮説のどちらか一方のみを支持するものでは
ない．むしろ，最近の研究は知覚と認知双方の要因が同時に課題成績に
寄与していることを示唆している．Wood ら [63] の研究では，若年者の視
覚感度を低下させたところ，認知課題の速度は影響されたが，精度は変
化しなかった．Mund ら [40] は妨害刺激を無視する課題において，若年者
の視覚感度を低下させ高齢者と等しくしたとしても，成績は高齢者に近
づくものの，差はなくならないことを報告した．これらの知見は，これ
までの妨害ノイズを与えたり，知覚感度を調整したりする実験手法にお
いて，課題の指標や要求される認知処理など，さまざまな要因が交絡し
ており，研究結果の素直な解釈は困難であることを示唆する．加齢に伴
う言語認知の低下の因果関係を突き止めるためには，さまざまな認知課
題における知見を参考にし，より洗練された方法での検討が待たれる．

3．語彙特性効果における年齢差

　単語認知は，音韻・形態・意味のネットワークで成り立つ心的辞書内
でのダイナミクスによって達成されると考えることができる．このよう
なダイナミクスを仮定するモデルにおいては，単語の表象同士が互いに
干渉し合うことによって，目的の単語表象の活性が促進されたり抑制さ
れたりする．たとえば，音韻的に少しだけ異なる単語（音韻隣接語）の
数が多い単語のほうが，少ない単語よりも聴覚提示時の単語認知成績が
悪くなる，語彙競合という効果が知られている．

　抑制効果である語彙競合においても，加齢の効果が顕著に現れる．
Sommers [50] の研究では，聴覚提示の SN 比を調整したうえで単語認知課
題を行った結果，若年者よりも高齢者のほうが語彙競合効果が大きかっ
た．この結果は，高齢者は若年者よりも，競合する隣接語の活性を抑制

する機能が低下している可能性を示唆する．この可能性を検討するために，Sommers と Danielson[51] は，隣接語が多い単語の同定成績と，抑制機能の指標となると考えられるストループテスト（Stroop test）の成績との関係を調べた．すると，ストループテストの成績が低いほど，音韻隣接語が多い単語に対する同定成績が低く，語彙競合の効果も大きかった．これらの結果は，語彙競合を解消するための能力はストループテストで評価可能な抑制機能と相関し，さらに加齢によってその機能が減衰することを示唆する．しかしながら最近の研究では，視覚提示単語の語彙判断課題において，ベースライン条件との比率を指標にしたところ，若年者と高齢者の語彙競合効果は変わらなかった[36]．また，視覚提示場面における加齢にかかわる隣接語効果では，そもそも一貫した結果が報告されていない[52,62]．このような知見は，高齢者の語彙選択ダイナミクスにおける機能低下の座を特定するためには，どのようにベースラインを設定すればよいのか，あるいは，どのように言語処理能力が測定指標に反映されるか（線形・非線形など）についての議論も含めた，より広い視野における慎重な検討が必要となることを示している．

II．単語の産出

　一般的にわれわれは，加齢に伴い単語を思い出すことに困難を覚えることが多くなる[27,55]．本節では，高齢者に特徴的な呼称エラーパターンと呼称ができない現象（tip of the tongue）を紹介する．

1．呼称における誤り

　高齢者の呼称に関する成績の低下も語彙ネットワークにおける処理機能の低下によって説明が可能である．高齢者は絵や単語の呼称課題におけるまちがいが多く，さらに反応時間も遅いことが知られている[1,14,39]．ただし一般的には，このような加齢の影響は 70 歳を超えないと顕著にならず[6,12]，語彙の減少も同様に 70 歳を過ぎないと出現しない[31]．このことから，語彙減少と呼称成績低下にはなにか共通の背景要因が仮定さ

れることが多い[10,59].Barresi ら[6]は 50 歳代,60 歳代,70 歳代の高齢者を対象に,7 年間 3 回にわたって単語および動作絵の呼称課題を実施した.まず,どの年代でも動作絵の呼称に比べて単語の呼称のエラーが多かったことから,加齢によって単語の形態から音韻的な表象へのアクセスが障害されていることを示唆した.この結果は,高齢者には意味的手がかりよりも音韻的な手がかりが有効であるという MacKay ら[32]の知見とも一致する.さらに MacKay ら[32]の研究においても,70 歳を過ぎると意味的・音韻的な手がかりによる促進効果が著しく減ることが示されている.わが国では,健常高齢者では単語想起課題において音カテゴリーよりも意味カテゴリーの成績がよいが,意味的機能が障害されていると考えられる認知症患者ではこの関係が逆転することも報告されている[16].このような知見は,初めは音韻表象の活性に関する機能低下に始まり,その後,語彙ネットワーク構造の全体的な変容が生じることによって,高齢者の呼称成績の低下が段階的に変化することを示唆する.

　単語が思い出せなかったりまちがった単語を思い出したりするのではなく,発話者が意図した単語と異なる語を発話してしまう誤りを,slip of the tongue（SOT）と呼ぶ.SOT も一般的には若年者に比べて高齢者のほうが多く[35],そのエラーパターンにも顕著な年齢差がある.若年者,とくに児童においては,単語内あるいは単語間における 2 つ以上の音を入れ替えて発話してしまう誤り（spoonerism[注3]）が多い[22].たとえば,英語であれば「coffee pot」を「poffee cot」,あるいは,「take the guns out of the hands of people」を,「take the hands out of the guns of people」と発話してしまう.日本語であれば,「マニュアル」を「アニュアル」,「もしもし,森です」を「もりもり,もしです」などと言ってしまうまちがいに相当する.これに対して高齢者の SOT では,音の省略が顕著である.MacKay と James[34]は,若年者と高齢者に対して,視覚的に提示された単語の /p/ を /b/ に,あるいは /b/ を /p/ に変えて発音する課題を行ったところ,若年者は音の入れ換えエラー（pug → puck）が多かったのに対して,高齢者は省略エラー（breach → beach）が多かった.このような高齢者の SOT のパターンは,筋運動的なプログラムの

動作不全によっても生じるが，目的単語の音韻表象の不十分な活性によって音韻出力に至らなかったと仮定することでも説明可能である．

2．tip-of-the-tongue（TOT）

　単語が突如出なくて困る状況は，年齢を問わずだれでも経験したことがあるだろう．このような現象は，tip-of-the-tongue（TOT）として知られている．TOTにおいて特徴的なのは，産出したい単語の意味や文法的情報は使用できるにもかかわらず，その音韻的情報のみが引き出せないか，あるいは引き出せても一部のみ（文字・音節数や最初の音韻）である点である[7,38]．自然に発生するTOTのほとんどは固有名詞に対してであり[9,25]，発生率は加齢に伴い増加する[21,23,26]．また，実生活だけでなく実験環境においても，高齢者のほうが若年者よりもTOTの発生率が高いことが数多くの研究により確認されている[8,60,61]．

　TOTは一般的に，語彙ネットワーク内における目的の音韻的表象へと十分な興奮が伝達されないために生じると考えられる．この状況では，意味的表象はすでに活性していると考えられるため，単語に対する既知感が生じ，単語に関する文法的な情報も利用できる．しかし，呼称に必要な音韻表象の活性が不十分な状況では，単語を発話することができない[8]．Vitevitchら[60]は，このようなTOTに対して単語の出現頻度と音韻隣接語の特性が与える影響を明らかにした．この2つの語彙特性は，音韻表象の活性に影響を与えると考えられる．実験では，単語の定義を手がかりにその単語を答える課題を用いた．この課題はTOTを生起させる実験として一般的なものである（TOT生起課題[7]）．実験の結果，若年者においては，音韻隣接語が少ない単語に対してTOTが生じやすいことが示された．一方，高齢者においては，低頻度語に対してのみ，音韻隣接語の頻度が低いほどTOTの生起回数が多くなった．若年者の結果は，音韻隣接語が少ない場合はターゲット単語の音韻表象に対する二次的な音韻フィードバックが乏しいと仮定することで説明可能である．ただし，加齢による音韻フィードバックの低下のみでは，若年者と高齢者の音韻隣接語に関する効果の違いは説明できない．しかしながら，そ

そも TOT の発生率は個人間のばらつきが非常に大きく，反応時間や
エラー率と異なる剰余変数の影響が大きいため，このような研究結果の
信頼性・一般性は十分ではないことにも注意が必要である．

　もし TOT が音韻表象の活性不足に起因するならば，音韻を共有する
単語をあらかじめ出力することで，TOT が生じにくくなることが予測
される．実際，若年者と高齢者両群において，ターゲット語といくつか
の音素を共有する単語をあらかじめ発声したところ，TOT 発生率が減
少した[23]．一方で，White と Abrams[61]は，73〜80 歳の後期高齢者では
このような音韻的なプライミング効果がみられないことを示している．
この結果は，加齢が進むと，音韻的なプライミング効果を引き起こすネ
ットワークの活性状態が維持できなくなることを示唆している．これは，
後期高齢者を対象にした絵の呼称課題において，音韻的な手がかりがあ
まり効果的でないという知見とも一致する[4]．

　このように，加齢に伴う単語産出における成績低下・エラーの多くは，
語彙ネットワークにおける音韻表象活性化の障害に起因することが示唆
される．また同時に，そこには意味的な障害の関与は弱いことも示唆さ
れる．さらに，いくつかの研究からは，70 歳を過ぎると，音韻的な障
害に加えて意味まで影響を及ぼすような新たな障害も出現することも示
唆された．次の節では，このような障害の遠因となる可能性のある，語
彙ネットワーク構造の加齢による変化についてみていく．

Ⅲ．語彙ネットワークの変化

1．加齢による語彙の増加

　語彙の量は一般的に，高齢者のほうが若年者よりも多いことが知られ
ている．これは 1986〜2001 年までに *Psychology and Aging* 誌に掲載
された 210 の研究に対するメタ解析によっても裏づけられている[58]．と
くに，不規則語の発音も含むような比較的難易度の高いテストでは，教
育歴の影響を排除した場合でも，高齢者のほうが若年者よりも成績がよ
いことが報告されている[57]．これらの知見は，加齢によって語彙は増加

し続けるという一般的な考えを支持する.

　加齢による語彙の増加は，語彙ネットワーク構造・処理を変化させる可能性がある．一定の年齢を超えて新しい単語を学ぶ際には，必然的に低頻度の単語を記憶することになる．すなわち，必然的に心的辞書に含まれる低頻度の相対的頻度が増していく．一般に，表象の活性を仮定するモデルにおいては，ターゲット単語と同じ音をもつ単語（プライム）を事前提示することによって，より効率的な表象の活性が生じることが期待される．Gomez[19]は，スペリング課題と単語完成課題を用いて高齢者におけるプライミング効果を調べた．結果は，若年者では低頻度単語に対してプライミング効果が大きかったのに対して，高齢者のプライミング効果は全体的にプライミング効果が小さく，ターゲット単語の頻度による効果の差も生じなかった．さらに，高齢者は若年者よりもプライムがない状態において，いくつかある同音語のうち，低頻度の単語をより多く書いた．この結果は，単語を長年にわたって習得し続けることで，高齢者の語彙ネットワークの構造が若年者とは異なるものになっていくことを示唆している．

2．加齢による語彙の減少；前向性健忘症例

　加齢によって際限なく語彙が増加するわけではなく，年齢がある程度進めば語彙は減少していく．Lindenberger と Baltes[31]は横断的な比較によって，語彙テストの成績が 70〜103 歳までの区間で減少することを報告した．一方，Singer ら[49]の 6 年間にわたる縦断的研究では，90 歳までは語彙テストの成績が保たれていたことが報告されている．同様に，Alwin と McCammon[2]は 80 歳代までは 20 歳代の語彙テストのレベルが維持されることを示した．このように，研究によってばらつきはあるものの，70 歳代を過ぎると語彙は増加から一転，減少していく．

　では，なぜ 70 歳代を過ぎた時点で語彙レベルが落ちるのであろうか．これに関するよい示唆を与えてくれるのが，患者 HM の例である．HM は，彼に関する一連の研究に基づいて記憶のモデルが確立された点で，心理学史上最も有名な患者のひとりである．彼は 1953 年に重度のてん

かんの治療目的で海馬を両側性に切除された．術後の知能指数 IQ は118 と平均以上を保ったものの，前向性健忘と呼ばれる症状を示した．すなわち，術前（3 年前）までの記憶は非常によく保たれているものの，術後に起こったことはすぐに忘れてしまい，宣言的記憶についてはなにも記憶できなかった．ちなみに彼は注意を持続してさえいれば，15 分ほどは記憶を保つことができたため，実験遂行には問題がなかった．このような HM の症状は，経験に伴って増加する語彙の影響を排除して，純粋に加齢による語彙ネットワークの変容を検討するうえで理想的な対象であった．

　HM は 71 歳の時点で，53 歳時に受けたのと同様の語彙判断課題を行った[24]．このときの彼の高頻度語に対する正答数は，年齢と教育歴を統制した健常群と同様に，9 割以上を正答した．しかし，低頻度語に関しては，健常者平均は 9 割以上，HM は 7 割程度の正答であり，健常者の 5SD 分も下回っていた．53 歳時点での低頻度・高頻度ごとの成績の内訳は明らかになっていないが，HM は両方合わせて 9 割以上正解している[17]ため，ほぼ低頻度単語の成績のみが 53 歳から 71 歳にかけて減少したと考えられる．このような知見から，加齢における「時間経過」の側面は，語彙ネットワーク内で低頻度単語から順に脱落させていくことが明らかとなった[注4]．

　この結果は，使用されない表象あるいは表象間の結合は減衰していくという一般的な仮説に合致する．健常の加齢においては，日常の経験からの絶え間ない単語入力によってこの減衰が防がれていると考える．一方で，後期高齢者の語彙の減少は，表象や結合の強化あるいは生成といったシステムが減衰のスピードに対抗することができなくなって現れる現象であるととらえることができる．その根本的原因は，社会的・知覚的な要因に起因する単語入力頻度や強度の低下，および，神経生理学的な要因に起因するシナプスの機能不全である可能性がある．いずれにしろ，患者 HM の例は，健常の加齢における語彙変容ダイナミクスに対して貴重な示唆を与えてくれた．HM ほど特異でない状況でも，外国に長期間滞在した際には母語の低頻度語を思い出しにくくなる，という現

象は非常にありそうである．このような検討は，加齢や病理に伴う言語
機能の低下を抑止するために，非常に有用な知見になると考える．

結　語

　加齢による言語機能の変化に関する研究は，高齢者の言語生活により
よい理解をもたらし，高齢期の社会的生活の質を向上させる可能性があ
る．たとえば，認知症予防のために臨床で導入されている「しりとり」
は，音韻的手がかりによる語想起課題ととらえることができ，ある程度
ゲームが進行すると，低頻度語も使用しなければならない．そのような
理論的な枠組みに基づくと，加齢に伴う音韻的言語表象の活性増強には
最適な課題であると予測される．このような直接的な示唆と同時に，こ
れらの研究は，言語システムの長期的発達・変容についても深い示唆を
与えてくれ，神経心理学的研究における統制群データとしても非常に重
要な知見を提供する．患者 HM に対する検討もその一例であるが，言語
障害をもっている脳損傷患者の症状・言語機能を正しく理解するために
は，健常統制群の理解，および妥当性の高い検査を行うための統制方法
の確立が必須である．このように多様な観点から，高齢期の言語機能研
究のさらなる深化と発展が望まれる．

注1　わが国でもその重要性はますます認識されているものの，日本語を用
　　いた検討は比較的少ない．日本語研究の総説としては辰巳 [53, 54] のものが参
　　考になる．
注2　Framingham Heart Study．1948 年にアメリカ国立心臓研究所で始めら
　　れた大規模・縦断的研究プロジェクト．現在も孫の代までを対象にした研
　　究が続けられている．
注3　オックスフォード大学学寮長 W. A. Spooner（1844～1930）がよくこの
　　類の言い間違いをしたとされることからできた用語．
注4　HM は言語の産出面においても複数語の省略など，健常者にはみられ
　　ない特異なエラーを頻発していたようであり，一連の検討は言語研究全体
　　において非常に参考になる．

文　献

1) Albert MS, Heller HS, Milberg W : Changes in naming ability with age. *Psychol Aging*, **3** (2) : 173-178 (1988).

2) Alwin DF, McCammon RJ : Aging, cohorts, and verbal ability. *J Gerontol B Psychol Sci Soc Sci*, **56** (3) : S151-161 (2001).

3) Artal P, Ferro M, Miranda I, Navarro R : Effects of aging in retinal image quality. *J Opt Soc Am A*, **10** (7) : 1656-1662 (1993).

4) Au R, Joung P, Nicholas M, Obler LK, et al.: Naming ability across the adult life span. *Aging Neuropsychol C*, **2** (4) : 300-311 (1995).

5) Baltes PB, Lindenberger U : Emergence of a powerful connection between sensory and cognitive functions across the adult life span ; A new window to the study of cognitive aging? *Psychol Aging*, **12** (1) : 12-21 (1997).

6) Barresi BA, Nicholas M, Connor LT, Obler LK, et al.: Semantic degradation and lexical access in age-related naming failures. *Aging Neuropsychol C*, **7** (3) : 169-178 (2000).

7) Brown R, McNeill D : The "tip of the tongue" phenomenon. *J Verb Learn Verb Beh*, **5** (4) : 325-337 (1966).

8) Burke DM, MacKay DG, Worthley JS, Wade E : On the tip of the tongue ; What causes word finding failures in young and older adults? *J Mem Lang*, **30** (5) : 542-579 (1991).

9) Burke DM, Locantore JK, Austin AA, Chae B : Cherry pit primes Brad Pitt homophone priming effects on young and older adults' production of proper names. *Psychol Sci*, **15** (3) : 164-170 (2004).

10) Burke DM, Shafto MA : Language and aging. *In* The Handbook of Aging and Cognition, 3rd ed., ed. by Craik FM, Salthouse TA, 373-443, Psychology Press, New York (2008).

11) Cheesman MG : Speech perception by elderly listeners ; Basic knowledge and implications for audiology. *J Speech Lang Pathol Audiol*, **21** (2) : 104-110 (1997).

12) Connor LT, Spiro A, Obler LK, Albert ML : Change in object naming ability during adulthood. *J Gerontol B Psychol Sci Soc Sci*, **59** (5) : 203-209 (2004).

13) Cronin-Golomb A, Gilmore GC, Neargarder S, Morrison SR, et al.: Enhanced stimulus strength improves visual cognition in aging and Alzheimer's disease. *Cortex*, **43** (7) : 952-966 (2007).

14) Feyereisen P, Nathalie D, Dana SP : Why do picture naming latencies increase with age ; General slowing, greater sensitivity to interference, or task-specific deficits? *Exp Aging Res*, **24** (1) : 21-51 (1998).

15) Frisina DR, Frisina RD : Speech recognition in noise and presbycusis ; Rela-

tions to possible neural mechanisms. *Hear Res*, **106** (1-2) : 95-104 (1997).

16) 福澤一吉，辰巳　格，笹沼澄子：痴呆患者における語想起障害の特徴について．失語症研究，**8**（3）：243-250（1988）.

17) Gabrieli JD, Cohen NJ, Corkin S : The impaired learning of semantic knowledge following bilateral medial temporal-lobe resection. *Brain Cogn*, **7** (2) : 157-177 (1988).

18) Gates GA, Feeney MP, Higdon RJ : Word recognition and the articulation index in older listeners with probable age-related auditory neuropathy. *J Am Acad Audiol*, **14** (10) : 574-581 (2003).

19) Gomez R : Word frequency effects in priming performance in young and older adults. *J Gerontol B Psychol Sci Soc Sci*, **57** (3) : 233-240 (2002).

20) Haegerstrom-Portnoy G, Schneck ME, Brabyn JA : Seeing into old age ; Vision function beyond acuity. *Optom Vis Sci*, **76** (3) : 141-158 (1999).

21) Heine MK, Ober BA, Shenaut GK : Naturally occurring and experimentally induced tip-of-the-tongue experiences in three adult age groups. *Psychol Aging*, **14** (3) : 445-457 (1999).

22) Jaeger JJ : Phonetic features in young children's slips of the tongue. *Lang Speech*, **35** (Pt 1-2) : 189-205 (1992).

23) James LE, Burke DM : Phonological priming effects on word retrieval and tip-of-the-tongue experiences in young and older adults. *J Exp Psychol Learn Mem Cogn*, **26** (6) : 1378-1391 (2000).

24) James LE, MacKay DG : H.M., word knowledge, and aging ; Support for a new theory of long-term retrograde amnesia. *Psychol Sci*, **12** (6) : 485-492 (2001).

25) James LE : Meeting Mr. Farmer versus meeting a farmer ; Specific effects of aging on learning proper names. *Psychol Aging*, **19** (3) : 515-522 (2004).

26) James LE : Specific effects of aging on proper name retrieval ; Now you see them, now you don't. *J Gerontol B Psychol Sci Soc Sci*, **61** (3) : 180-183 (2006).

27) Kemper S : Language in adulthood. *In* Lifespan Cognition ; Mechanisms of Change, ed. by Bialystok E, Craik FM, 223-238, Oxford U.P., New York (2006).

28) Kemper S, McDowd J, Kramer AE : Eye movements of young and older adults while reading with distraction. *Psychol Aging*, **21** (1) : 32-39 (2006).

29) Kemper S, McDowd J, Metcalf K, Liu CJ : Young and Older Adults' Reading of Distracters. *Educ Gerontol*, **34** (6) : 489-502 (2008).

30) 近藤公久，伊集院睦雄，天野成昭：音声単語認知の加齢変化．電子情報通信学会技術研究報告 TL, **106**（485）：79-84（2007）.

第5章　高齢者の言語　79

31) Lindenberger U, Baltes PB : Intellectual functioning in old and very old age ; Cross-sectional results from the Berlin Aging Study. *Psychol Aging*, **12** (3) : 410-432 (1997).

32) MacKay AI, Connor LT, Albert ML, Obler LK : Noun and verb retrieval in healthy aging. *J Int Neuropsychol Soc*, **8** (6) : 764-770 (2002).

33) MacKay DG, Taylor JK, Marian DE : Unsuspected age-linked deterioration of vision ; Practical implications for older adults, empirical implications for studies of reading. Cognitive Aging Conference, Atlanta, GA (2002).

34) MacKay DG, James LE : Sequencing, speech production, and selective effects of aging on phonological and morphological speech errors. *Psychol Aging*, **19** (1) : 93-107 (2004).

35) Mahoney PG : Language production, speech errors, and aging. Doctoral Dissertation, ProQuest Information & Learning (1997).

36) McArthur AD, Sears CR, Scialfa CT, Sulsky LM : Aging and the inhibition of competing hypotheses during visual word identification ; Evidence from the progressive demasking task. *Neuropsychol Dev Cogn B Aging Neuropsychol Cogn*, **22** (2) : 220-243 (2015).

37) McCoy SL, Tun PA, Cox LC, Colangelo M, et al.: Hearing loss and perceptual effort ; Downstream effects on older adults' memory for speech. *Q J Exp Psychol A*, **58** (1) : 22-33 (2005).

38) Miozzo M, Caramazza A : Retrieval of lexical-syntactic features in tip-of-the tongue states. *J Exp Psychol Learn Mem Cogn*, **23** (6) : 1410-1423 (1997).

39) Morrison CM, Hirsh KW, Duggan GB : Age of acquisition, ageing, and verb production ; Normative and experimental data. *Q J Exp Psychol A*, **56** (4) : 705-730 (2003).

40) Mund I, Bell R, Buchner A : Age differences in reading with distraction ; Sensory or inhibitory deficits? *Psychol Aging*, **25** (4) : 886-897 (2010).

41) Pichora-Fuller MK, Schneider BA, Daneman M : How young and old adults listen to and remember speech in noise. *J Acoust Soc Am*, **97** (1) : 593-608 (1995).

42) Pichora-Fuller MK, Singh G : Effects of age on auditory and cognitive processing ; Implications for hearing aid fitting and audiologic rehabilitation. *Trends Amplif*, **10** (1) : 29-59 (2006).

43) Piquado T, Benichov JI, Brownell H, Wingfield A : The hidden effect of hearing acuity on speech recall, and compensatory effects of self-paced listening. *Int J Audiol*, **51** (8) : 576-583 (2012).

44) Salthouse TA : The processing-speed theory of adult age differences in cognition. *Psychol Rev*, **103** (3) : 403-428 (1996).

45) Schneider BA : Psychoacoustics and aging ; Implications for everyday listening. *J Speech Lang Pathol Audiol*, **21** (2) : 111-124 (1997).

46) Schneider BA, Pichora-Fuller MK : Implications of perceptual deterioration for cognitive aging research. *In* The Handbook of Aging and Cognition, ed. by Craik FM, Salthouse TA, 155-219, Lawrence Erlbaum Associates Publishers, Mahwah, NJ (2000).

47) Schneider BA, Daneman M, Murphy DR, See SK : Listening to discourse in distracting settings ; The effects of aging. *Psychol Aging*, **15** (1) : 110-125 (2000).

48) Schneider BA, Daneman M, Pichora-Fuller MK : Listening in aging adults ; From discourse comprehension to psychoacoustics. *Can J Exp Psychol*, **56** (3) : 139-152 (2002).

49) Singer T, Verhaeghen P, Ghisletta P, Lindenberger U, et al.: The fate of cognition in very old age ; Six-year longitudinal findings in the Berlin Aging Study (BASE). *Psychol Aging*, **18** (2) : 318-331 (2003).

50) Sommers MS : The structural organization of the mental lexicon and its contribution to age-related declines in spoken-word recognition. *Psychol Aging*, **11** (2) : 333-341 (1996).

51) Sommers MS, Danielson SM : Inhibitory processes and spoken word recognition in young and older adults ; The interaction of lexical competition and semantic context. *Psychol Aging*, **14** (3) : 458-472 (1999).

52) Spieler DH, Balota DA : Factors influencing word naming in younger and older adults. *Psychol Aging*, **15** (2) : 225-231 (2000).

53) 辰巳　格：成人における言語機能の加齢変化. 電子情報通信学会技術研究報告 TL, **104** (316)：19-24 (2003).

54) 辰巳　格：言語能力の加齢変化と脳. 人工知能学会誌, **21** (4)：490-498 (2006).

55) Thornton R, Light LL : Language comprehension and production in normal aging. *In* Handbook of the Psychology of Aging, 6th ed., ed. by Birren JE, Schaie KW, Abeles RP, Gatz M, et al., 261-287, Elsevier, San Diego, CA (2006).

56) Tun PA, O'Kane G, Wingfield A : Distraction by competing speech in young and older adult listeners. *Psychol Aging*, **17** (3) : 453-467 (2002).

57) Uttl B : North American Adult Reading Test ; Age norms, reliability, and validity. *J Clin Exp Neuropsychol*, **24** (8) : 1123-1137 (2002).

58) Verhaeghen P : Aging and vocabulary score ; A meta-analysis. *Psychol Aging*, **18** (2) : 332-339 (2003).

59) Verhaegen C, Poncelet M : Changes in naming and semantic abilities with aging from 50 to 90 years. *J Int Neuropsychol Soc*, **19** (2) : 119-126

(2013).

60) Vitevitch MS, Sommers MS : The facilitative influence of phonological similarity and neighborhood frequency in speech production in younger and older adults. *Mem Cognit*, **31** (4) : 491-504 (2003).

61) White KK, Abrams L : Does priming specific syllables during tip-of-the-tongue states facilitate word retrieval in older adults? *Psychol Aging*, **17** (2) : 226-235 (2002).

62) Whiting W, Madden D, Langley L, Denny L, et al.: Lexical and sublexical components of age-related changes in neural activation during visual word identification. *J Cogn Neurosci*, **15** (3) : 475-487 (2003).

63) Wood JM, Chaparro A, Anstey KJ, Hsing YE, et al.: Impact of simulated visual impairment on the cognitive test performance of young adults. *Br J Psychology*, **100** (3) : 593-602 (2009).

（板口典弘，福澤一吉）

第6章

高齢者の記憶

要　約

　まず，高齢者の記憶研究の理解を深めるために，加齢，高齢者の年齢，高齢者の特質の測定の必要性，高齢者の測定方法を説明した．次に，実験的な記憶研究をレビューした．高齢者の記憶は，若年者と同様に区分（分類）された記憶ごとに検討が行われている．したがって，代表的な記憶の区分について高齢者の記憶を概説した．それらは，加齢の影響は小さく，あったとしてもわずかである短期記憶，加齢の影響が顕著であり，高齢者のほうが若年者に比べて記憶成績が劣るワーキングメモリであった．また，エピソード記憶・意味記憶に関しては，高齢者心理学においても盛んに研究が行われ，膨大なデータが蓄積され，一応の結論に到達している．すなわち，エピソード記憶では加齢の影響が顕著であるが，しかし，意味記憶では加齢の影響が認められない．さらに，いったん獲得した記憶は，高齢期でも低下せず，維持される手続き記憶，3つの特徴的な現象が頑強にみられる自伝的記憶，高齢者は時間ベースの展望記憶のほうが事象ベースの展望記憶よりも加齢の影響を受けやすい展望記憶についても概説した．

Key words：ワーキングメモリ，エピソード記憶，意味記憶，手続き記憶，自伝的記憶，展望記憶

I．高齢者の記憶研究を理解する前に

　日本人の平均寿命は猛烈なスピードで伸びてきた．たとえば，95 年前の 1921 年ごろ（大正 10 年）の平均寿命は男性 42.1 歳，女性 43.2 歳であった．ところが，2013 年には男性 80.2 歳，女性 86.6 歳になり，世界一の長寿国である．この平均寿命の急激な伸長に加え，全人口に占める高齢者の割合も多くなり，2030 年には 65 歳以上の高齢化率は 31.6 %に上昇すると推測されている．

　このような社会状況のなかで，解決していかなければならない高齢者についての心理学的な問題も激増しつつある．とりわけ，日常生活を営む際，記憶に関する問題は切迫した問題のひとつであろう．

　高齢者の記憶に関する研究は，高齢者心理学において近年ますます盛んになってきている．高齢者心理学研究全体のなかで，記憶の研究は 34 %も占めるという報告 [18] もある．

　本節ではまず，高齢者心理学における記憶研究の理解を深めるための基礎的な知識を述べたい．

1．加齢

　歳をとるにつれて，心身にさまざまな変化が起こってくる．これは加齢（英語の aging の訳語）と呼ばれる．それに対して，どちらかというと生物学的なネガティブな変化は，老化（これも英語の aging の訳語）と呼ばれる．これと同じように，高齢者の呼び方として，「老人」という言葉はネガティブな意味合いがあることから，「高齢者」という言葉のほうが多く用いられている．

　この加齢に関して，「個人間」および「個人内」の加齢の影響の差異が大きいということも注意を要する．前者の「個人間」の差異とは，個人個人によって加齢の影響が異なっているということである．たとえば，老眼のために眼鏡が必要な人もいれば，依然として視力が衰えていない人もいるということである．後者の「個人内」の差異というのは，感覚器官などの違いによって加齢の影響が一様ではないということである．

たとえば，目は衰えているが，耳は依然として健常であるということである．

　このように，とりわけ高齢期では，個人個人によって，さらには個人のなかでも加齢の程度が大きく異なることを理解しておく必要がある．

　これらのことが高齢者の記憶にも当てはまることを念頭においておく必要がある．

2．高齢者の年齢

　高齢者は何歳からであろうか．社会通念上，65歳を過ぎると高齢者として扱われる．しかし，これはただ単に便宜上，暦に合わせているだけで，心理学的には何ら根拠がない．心理学的に高齢期の明確な年齢は存在しない．

　年齢に関して，高齢者心理学では高齢期のなかでも年齢は細かく区切ってとらえられている．便宜的に5歳もしくは10歳ごとに区切られて扱われる場合があるが，心理学的には根拠はないことは明らかである．どのように区切るかは，高齢者心理学において議論の絶えない問題点である．その議論のなかでは，年齢をどのように，また，どこで区切るかが問題となっている．いずれにせよ，高齢期を1つの時期としてとらえるのは無理であるという点では一貫している．そのひとつの可能性として，75歳未満を前期高齢者，75歳以上を後期高齢者と二分する捉え方が挙げられる[7]．厚生労働省の基礎的な資料などにおいてもっぱら使われているが，心理学的にも意義があると考えられる．

3．高齢者の特質（demographic）の測定の必要性

　認知的な高齢者心理学における典型的な記憶実験では，実験群として高齢者25人程度の実験参加者が採用される．それに加えて，統制群として25人程度の大学生も採用される．そして結果では，高齢者と大学生の2群の成績の比較を行う．

　通常，大学生のみを実験参加者とする認知心理学の研究ではほとんど言及されないが，高齢者心理学では高齢者の特質（demographic）も重

要となってくる．具体的には，既往歴，何年間公的な学校に通ったのか
という教育歴，家族形態などが含まれる．さらに，高齢者の認知機能が
正常であることの証拠として，知能検査のひとつであるウェクスラー成
人知能検査第Ⅲ版（Wechsler Adult Intelligence Scale-Third Edition；
WAIS-Ⅲ）[20]の下位検査の少なくとも2つの絵画配列，理解の問題の測
定が必要である．健康状態も忘れてはならない重要な要因である．主観
的健康感と呼ばれる1つの尺度（項目）によって測定される場合が多い．
当然，これらの背景要因を測定することにより初めて若年者と高齢者の
実験的な比較（たとえば，記憶成績）が可能となる．

4．高齢者の測定方法

発達心理学的に測定方法は大きく分けて，横断法と縦断法と呼ばれる
2つの方法がある．

たとえば，前項の「3．高齢者の特質の測定の必要性」で述べたよう
に，大学生などの若年者群と高齢者群の2群に記憶の測定を行い，2群
の差について検討を行う場合がある．このような研究法は，年齢の異な
る集団に同時に測定を行うことから，横断法と呼ばれる．しかしながら，
この方法では，記憶成績の違いには加齢変化のみならず，出生年代や生
育環境そのものによる違い（コホート差）が反映されることにも注意を
要する．明治・大正時代の高齢者と，戦後の民主教育のもとで育てられ
た中高年とでは，教育水準が異なるのは歴然としており，そのことが記
憶の成績に大きく影響することが考えられる．このような世代差には十
分注意をはらう必要がある．

一方，横断法に対してまったく異なる測定方法がある．それは，ある
特定の個人を数年間にわたって追跡し，データを収集する方法であり，
縦断法と呼ばれる．個人個人の綿密な加齢変化をとらえることができる
が，時間や費用がかかってしまうという欠点もある．さらには，何度も
測定をするために練習効果が生じたり，病気などのために実験に参加で
きなくなり，頑健な高齢者のみが残ってしまうなどの問題点もしばしば
指摘されている[4]．

Ⅱ．記憶研究

　主に若年者を実験参加者とする記憶の実験から，記憶はいくつかに区分（分類）されている．高齢者に関しても，この区分された記憶ごとに検討が行われている．ここでは代表的な記憶の区分について，加齢の影響による高齢者の記憶を概説する．

1．短期記憶と作動記憶（ワーキングメモリ）

　古典的な記憶モデルとして短期記憶と長期記憶という2つの異なる記憶システムが挙げられる．

　このモデルでは，数秒〜数分の短い時間の短期記憶，および短期記憶以上の長い時間の長期記憶が仮定されている．また，このモデルの特徴として，短期記憶の情報は，音韻的な繰り返しというリハーサルを行うことによって，長期記憶に転送されることを仮定していることが挙げられる．日常例では，「江戸幕府が開かれたのは1603年である」を覚える際，「1603」という情報を何度も復唱，すなわちリハーサルすることによって，長期記憶に転送されることが挙げられる．

　初期の短期記憶の実験では，自由再生課題，記憶スパン，ブラウン・ピーターソン課題，記憶探索課題などが用いられた．しかし，高齢者に対して測定を行った初期の結果はあいまいであった．なぜならば，前節の「3．高齢者の特質の測定の必要性」で述べたように，高齢者の背景要因，すなわち学歴，教育歴などの特質などの統制が適切でなかったことが考えられる．

　その後，短期記憶に関する検討の結果，加齢の影響はごくわずかであるという報告が数多く行われた．

　その結果，短期記憶は，数秒〜数分の記憶であるが，加齢の影響は小さく，あったとしてもわずかであると考えられている．

　最近では，短期記憶よりむしろ作動記憶のモデルを用いた検討のほうがより多く行われている．

　作動記憶では，短期記憶に加えて，さまざまな認知的な処理過程を仮

定している．つまり，短い時間，あることを記憶に留めておくという短期記憶を行うと同時に，こころ（頭）のなかで認知的な作業も行うことも仮定されている．日常例では，「128 + 256」といった暗算を行う場合，2個の数を記憶に留めておく（短期記憶）と同時に，加算や繰り上がりをすること（認知的な作業）である．また，知能検査の WAIS-Ⅲ[20]では，数の順唱が短期記憶，数の逆唱が作動記憶に相当する．

作動記憶に関して，N-Back 課題，リーディングスパンなどの課題を用いた実験が行われた．ここでは一貫して加齢の影響が顕著であることが報告されている．したがって，作動記憶では，加齢の影響が顕著であるといえよう．さらに，それらを説明するために，抑制低下や処理速度からの説明が述べられているが，どちらが有力なモデルであるかは今後の検討が必要であろう[3]．

このように，高齢者の場合，加齢の影響によってある記憶の側面の働きが衰えている一方，ある側面では良好に維持されている側面もあるようである．ここで説明する記憶の結果を表6-1にまとめた．以下ではこの表を参照してもらいたい．

2．エピソード記憶と意味記憶

短期記憶から転送された記憶は，長期記憶と呼ばれる．日常例では，毎朝通勤や通学することによって電車やバスの時刻を覚えてしまう場合がある．これは時刻が短期記憶から長期記憶へ転送されたと考えられる．

長期記憶に関して，タルヴィング（Tulving E）[19]は記憶の質的な面にもっと目を向け，少なくとも2つの側面に分ける必要があると指摘し，エピソード記憶と意味記憶の区分を提唱した．

エピソード記憶とは，個人にまつわる叙事的な記憶である．Tulving[19]は「個人的な出来事や経験を記憶したり思い出したりする場合の記憶である」と述べている．日常例では，「昨日来ていた服は何であったか」「昨夜の夕食が何であったか」などである．

エピソード記憶に対して，意味記憶とはだれでもが知っている知識に関する記憶である．Tulving[19]は「世界に関する知識の記憶である」と述

表6-1　記憶の分類と加齢の影響

種　類	内　容	加齢の影響
短期記憶	数秒～数分の間覚えておく記憶	ほとんど加齢の影響なし
作動記憶 （ワーキング 　メモリ）	短い時間，あることを記憶に留めて おくと同時に，認知的な作業を頭の 中で行う記憶 たとえば，「5-4-3-2」という4個の 数字を聞いたら，「2-3-4-5」と逆の 順に答える（数の逆唱）	加齢の影響が顕著にみら れる
エピソード記憶	ある特定の時間と場所での個人にま つわる出来事の記憶 たとえば，朝食でなにを食べたか， 昨日どんな服を着ていたか	加齢の影響が顕著にみら れる （成人期の比較的早い時 　期から徐々に衰退）
意味記憶	だれでもが知っている知識について の記憶 たとえば，消防車は赤色，日本の首 都は東京である	加齢の影響は（ほとんど） ない
手続き記憶	学習された運動技能の記憶 たとえば，自転車に乗る，スポーツ の技能	加齢の影響がなく，維持 される
展望記憶	将来に関する記憶 たとえば，友人と会う約束の時間や 場所，特定の時刻に薬を飲む	加齢の影響がみられる

べている．日常例では，「消防自動車の色は赤である」とか，「日本の首都は東京である」などである．

　この記憶区分によって記憶研究の流れが大きく変革したのは，心理学史上歴然たる事実といえよう．つまり，Tulving[19]の記憶区分の提唱以降，その当時認知心理学者が採用していた記憶モデルの捉え方が一変したのである．たとえば，短期記憶と長期記憶では，符号化される過程がいわば時間的に説明されていた．しかし，彼の影響によって，記憶の質的な面を重視した記憶区分の研究に大きく方向転換したのである．そして，数多くの記憶区分のモデルが提唱されるようになり，現在に至っている．

　さて，エピソード記憶は，単語の再生や再認によって測定される．数

字や単語を題材としたり，課題の難易度を変えるなどのさまざまな条件を用いて，再生と再認について多くの実験が行われた．その大半の結果は，若年者よりも高齢者のほうが劣っていた．さらに，再認の成績よりも自由再生や手がかり再生などの再生のほうが成績が劣っていることも明らかになった．

　意味記憶は，命名課題や語彙決定課題などで測定される．命名（呼称）課題とは提示される単語や絵を声に出して口頭で言うことである．たとえば，机やりんごなどの線画を見て，即座に「机」「りんご」と声に出して言うことである．また，語彙決定課題では「かんごし」「かんごへ」などの綴りを見て，単語であるか，単語でないかを即座に判断しなければならない．どちらの課題でも単語や絵が提示されてから実験参加者の反応までの時間，つまり，単語や絵を認知するまでの時間が測定される．時間が短ければ短いほど，容易に記憶から思い出すことができる．加齢に関しては，実験参加者に若年者と高齢者の2群を用い，命名課題や語彙決定課題を測定した結果では，両群に差がみられないという報告がほとんどである．

　また，これらのエピソード記憶や意味記憶の検討については，横断的な研究に加えて，前節「4. 高齢者の測定方法」でも説明したように，縦断的な大規模な研究がドイツ，スウェーデン，アメリカ，カナダなどで行われた．これらのプロジェクトに共通している特徴は，記憶測定が組織立って測定され，かつ，心理学の一流の雑誌に精力的に発表されているという点であるといえよう．

　さらに，高齢者研究のみに特有であるが，しばしばメタ分析（meta analyses）という方法による報告が行われる．過去に行われた数多くの研究者の実験結果をプールし，再計算する方法である．エピソード記憶や意味記憶に関しても，過去に行われた数多くの実験結果をプールし，メタ分析が行われた[21]．

　このように，高齢者心理学において，エピソード記憶や意味記憶に関する研究が盛んに行われ，膨大なデータが蓄積された．そして，エピソード記憶と意味記憶に関しては一応の結論に到達しているといえよう．

つまり，エピソード記憶では加齢の影響が顕著である．しかし，意味記憶では加齢の影響が認められないというのが一般的である[6,8~10]．さらに，多くの優れたレビュー論文[5,13]がそのように述べていることも付け加えておきたい．

3．手続き記憶

ピアノなどの楽器の演奏，自転車の乗り方，スキーやテニスなどのスポーツの技能などの運動を学習することに関する記憶は，手続き記憶と呼ばれる．

この記憶も Tulving[19]によって提唱された記憶の区分である．エピソード記憶のように，ある単語を覚えるといった記憶とは異なり，手続き記憶では，徐々に獲得されていくことがこの記憶の特徴である．神経心理学では，手続き記憶に対して特有に働いている脳の証拠が数多く報告されている[2]．

心理学的にも，さまざまな課題によって測定が行われ，加齢の影響の検討が行われている．必ずしもすべての実験結果が一致しているわけではないが，加齢の影響はほとんどない，という一致した見解に至っているようである．

いったん獲得した手続き記憶は，高齢期でも低下せず，維持されるのである[1]．

4．自伝的記憶

「小学校時代に経験したこと」や「2000 年の夏どこへ旅行に行ったか」などの自分自身についての記憶がある．このような記憶は，自伝的記憶と呼ばれる．高齢者心理学において盛んに行われている研究のひとつである．

とりわけ，単語手がかり法と呼ばれる実験方法がルービン（Rubin DC）を中心として精力的に研究が行われ，高齢者についても多くの検討が重ねられてきている[17]．Rubin ら[15]は，記憶頻度の分布について過去に行われた3つの実験に参加した実験参加者のなかから，高齢者70

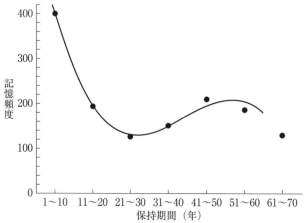

(Rubin DC, Wetzler SE, Nebes RD : Autobiographical memory across the life span. *In* Autobiographical Memory, ed. by Rubin DC, 202-221, Cambridge U.P., Cambridge, 1986 より改変引用)

図6-1　高齢者の自伝的記憶

人についてのメタ分析を行った.

　図6-1の縦軸には生起された記憶頻度の合計，横軸には出来事を記憶していた年数（記憶保持期間）が示してある．図から2つの現象が読み取れる．第1に，最近になるにつれて記憶頻度が高くなる現象がみられる．これは実験室での自由再生課題（新近性効果）とも類似している．第2に，実験参加者の出来事が起こったときの記憶保持期間が41〜50年の期間（実験参加者の暦年齢では21〜30歳）で頻度が高くなる現象（reminiscence bump）がみられる．

　さらに，Rubinら[15]は図から示される現象以外にも，生後0歳から10歳くらいまでの乳幼児期の記憶について検討した結果，生後0歳から5歳まではほとんど記憶がないという幼児期健忘という現象の報告も行っている．

　なお自伝的記憶のなかでも，一時的に記憶頻度が高くなる確固な現象（reminiscence bump）については新たな興味深い知見も報告されている．情動との関連からの検討が行われ，負（negative）の情動よりも，正

（positive）な情動を伴った出来事のほうが記憶頻度が高くなるとの報告[16]である．

　なお自伝的記憶の詳細については，次章において詳細に述べられているので，参照されたい．

5．展望記憶

　友人と会う約束や病院に通う日時などの将来に関する記憶は，展望記憶と呼ばれる．

　当初は日常場面の課題を設定しての検討が多く行われた．たとえば，特定の期日に葉書を投函してもらうなどである．その結果，高齢者のほうが若年者よりもよい成績を示したことから，高齢者心理学者の関心が高まった．

　その後，実験室での検討も盛んに行われるようになり，現在に至っている．典型的な1例では，コンピュータに提示される一連の単語を覚えるという短期記憶の課題を実験参加者に与えると同時に，ある特定の単語が提示されたらキーを押すという展望記憶の課題を用いた実験が挙げられる．また，この課題は「ある特定の単語が提示されたら，キーを押す」という事象ベースの課題と呼ばれる．それに対して，「特定の時刻，あるいはある時間が経過したら，なにかを行う」という時間ベースの課題とは分けて検討が行われた．概して，高齢者は時間ベースの展望記憶のほうが事象ベースの展望記憶よりも加齢の影響を受けやすいようであるが，検討の余地があるとの指摘[14]もある．

Ⅲ．まとめと今後の課題

　以上述べてきたように，心理学において，記憶は単一のものではなく，さまざまな側面からとらえられている．そして，加齢に関して，記憶の多くの側面は，残念ながら，加齢の影響によって低下する（表6-1参照）ことが明らかになってきている[11,12]．

　今後は加齢の有無ではなく，低下の量的な程度を明らかにしていく必

要があるであろう．たとえば，単語による手がかり再生というエピソード記憶の課題を用いた場合，60歳，70歳，80歳の加齢の影響による記憶成績の低下の度合いを詳細に明らかにするなどである．

　最後に，今後も加齢が及ぼす高齢者の記憶を解明していく必要があるが，それと同時に，記憶低下を予防したり，補助する有効な手立てを提言するのも高齢者心理学者に課せられた重大な責務であると考える．

文　献

1) Backman L, Small BJ, Wahlin Å, Larsson M : Cognitive functioning in very old age. *In* The Handbook of Aging and Cognition, 2nd ed., ed. by Craik FIM, Salthouse TA, 499-558, Lawrence Erlbaum Associates, Mahwah, NJ (2000).

2) Cabeza R, Nyberg L : Imaging cognition Ⅱ ; An empirical review of 275 PET and fMRI studies. *J Cogn Neurosci,* **12** (1) : 1-47 (2000).

3) 権藤恭之：短期記憶・ワーキングメモリ．（太田信夫，多鹿秀継編）記憶の生涯発達心理学，282-294，北大路書房，京都（2008）.

4) Hofer SM, Sliwinski MJ：エイジングに関する縦断研究のデザインと分析．（J.E. ビリン，K.W. シャイエ編／藤田綾子，山本浩市監訳）エイジング心理学ハンドブック，13-27，北大路書房，京都（2008）.

5) Hoyer WJ, Verhaeghen P：記憶のエイジング．（J.E. ビリン，K.W. シャイエ編／藤田綾子，山本浩市監訳）エイジング心理学ハンドブック，151-164，北大路書房，京都（2008）.

6) 石原　治：高齢者の記憶．（太田信夫，多鹿秀継編）記憶研究の最前線；21世紀への提言，251-267，北大路書房，京都（2000）.

7) 石原　治，権藤恭之，Poon LW：短期・長期記憶に及ぼす加齢の影響．心理学研究，**72**（6）：516-521（2001）.

8) 石原　治：年をとると記憶は悪くなるのか．（太田信夫編）記憶の心理学と現代社会，273-282，有斐閣，東京（2006）.

9) 石原　治：エピソード記憶・意味記憶．（太田信夫，多鹿秀継編）記憶の生涯発達心理学，295-306，北大路書房，京都（2008）.

10) 石原　治：高齢者の記憶の特徴．（太田信夫，多鹿秀継編）記憶の生涯発達心理学，272-281，北大路書房，京都（2008）.

11) 石原　治：高齢者の記憶．（日本心理学会編）心理学ワールド，251-256，日本心理学会，東京（2011）.

12) 石原　治：加齢と記憶．（日本認知心理学会編）認知心理学ハンドブック，178-179，有斐閣，東京（2013）.

13) Maylor EA : Age-related changes in memory. *In* The Cambridge Handbook

of Age and Ageing, ed. by Johnson ML, 200-208, Cambridge U.P., Cambridge (2005).

14) McDaniel MA, Einstein G, Jacoby LL : New considerations in aging and memory ; The glass may be half full. *In* The Handbook of Aging and Cognition, 3rd ed., ed. by Craik FIM, Salthouse TA, 251-310, Psychology Press, New York (2008).

15) Rubin DC, Wetzler SE, Nebes RD : Autobiographical memory across the life span. *In* Autobiographical Memory, ed. by Rubin DC, 202-221, Cambridge U.P., Cambridge (1986).

16) Rubin DC, Berntsen D : Life scripts help to maintain autobiographical memories of highly positive, but not highly negative events. *Mem Cognit*, **31** (1) : 1-14 (2003).

17) Rubin DC：自伝的記憶とエイジング．(D.C. パーク，N. シュワルツ編／ 口ノ町康夫，坂田陽子，川口　潤監訳) 認知のエイジング；入門編， 121-138，北大路書房，京都 (2004).

18) Smith AD : Memory. *In* Handbook of the Psychology of Aging, 4th ed., ed. by Birren JE, Schaie KW, 236-250, Academic Press, San Diego, CA (1996).

19) Tulving E (太田信夫訳)：タルヴィングの記憶理論．教育出版，東京 (1983).

20) Wechsler D (著)，日本版 WAIS-Ⅲ 刊行委員会 (訳著)：日本版 WAIS-Ⅲ 成人知能検査法；実施・採点マニュアル，日本文化科学社，東京 (2006).

21) Zelinski EM, Lewis KL : Adult age differences in multiple cognitive functions ; Differentiation, dedifferentiation, or process-specific change? *Psychol Aging*, **18** (4) : 727-745 (2003).

(石原　治)

第7章
高齢者の自伝的記憶

――― 要 約 ―――

記憶は加齢の影響をとくに受けやすい機能である．そのため，記憶の正確性や記憶できる量に注目し，加齢に伴う記憶機能の低下を明らかにする研究や，介入による記憶機能低下の予防・改善を目的とする研究が多く行われてきた．本章で取り上げる自伝的記憶に関する研究は，記憶の正確性ではなく記憶の変容に，記憶できる量ではなく記憶の内容に焦点をあて，記憶が私たちの行動や他の心理機能に及ぼす影響を検討している点に特徴がある．自伝的記憶は自己の経験（自分史）に関する記憶であり，将来の行動の選択や，自己概念の維持，コミュニケーションの促進，感情のコントロール（感情調整）といった心理機能の基盤となっている．とくに高齢期は，健康・人間関係・社会的地位といった喪失体験を伴うストレスの多い時期である．そのため本章では，自伝的記憶が担う機能のなかでも感情調整に焦点をあて，最近の研究を概観する．

Key words：自伝的記憶，記憶の再構成，感情調整，幸福感

はじめに

エリクソン（Erikson EH）[15]の心理社会的発達理論によれば，高齢期の発達課題は「統合」とされている．統合とは，高齢になり死を意識し

た者が，これまでの人生を振り返り，自分の人生に意味づけを行うことで，人生を受容し死を受け入れることを意味する．統合がうまくいかず人生を受容できない場合，人生を修正するための時間的な猶予が残されていないため，罪悪感や絶望感に苛まれるという．

　私たちが人生を振り返るとき，そのもととなるのは過去の思い出，つまりは「記憶」である．これまでの人生で成し遂げた事柄についてのよい思い出や，失敗，挫折，失恋，死別といったつらい思い出は，きわめて個人的な記憶であるが，それゆえ現在の自己を形成している重要な記憶である．このような自分史に関する記憶は，自伝的記憶（autobiographical memory）と呼ばれる．

　高齢化は日本だけでなく，先進国を中心に世界的に進んでおり，加齢が記憶機能に及ぼす影響を明らかにしようとする研究も急増している．このなかでも，自伝的記憶に関する研究は，その他の記憶研究とは切り口が異なる．たとえば，加齢による低下が顕著に認められるエピソード記憶やワーキングメモリに関する研究では，記憶の正確性や記憶量といった記憶成績を従属変数とすることが多い．これは，加齢による記憶機能の低下の程度や特徴の解明，介入による記憶機能低下の予防・改善の効果検証を目的としているためである．一方，自伝的記憶は内容が個別的であり，それゆえ想起された内容の真偽を確認することが困難である．そのため，記憶成績よりも，なにを憶えている，あるいは思い出すのか，といった記憶の質に焦点があてられる．そして自伝的記憶研究では，蓄えられた過去の個人的な情報を独立変数としてとらえ，想起内容が他の心理・行動変数に及ぼす影響を重視している．

　本章では，自伝的記憶の特徴および機能について概観したあと，高齢期において自伝的記憶に着目する意義について述べたい．

Ⅰ．自伝的記憶とは

　記憶研究の領域で広く受け入れられている複数記憶システムモデルでは，記憶は単一の機能ではなく，質的に異なった複数の記憶システムに

よって構成されている[40]．自伝的記憶は，複数記憶システムモデルのうち，主に意味記憶とエピソード記憶の2つの記憶と関連している[9]．意味記憶とは，一般的な知識に関する記憶であり，エピソード記憶は「いつ・どこで」といった時間的，空間的情報を含んだ過去の思い出に関する記憶である[42]．自伝的記憶に含まれる意味記憶とエピソード記憶はきわめて個人的なものである．たとえば，意味的な自伝的記憶は，自分の産まれた場所や，通った学校の名前，自宅の住所といった個人的知識を指し，エピソード的な自伝的記憶とは，小学校5年生のとき（時間情報）に先生に怒られて廊下（空間情報）に立たされたことや，24歳のときに神戸市の○○病院で長女を出産した，といった個人的な思い出の記憶を指す．

エピソード記憶は加齢による低下が顕著であり，意味記憶は加齢の影響をほとんど受けないことが明らかになっているが，自伝的記憶におけるエピソード情報と意味情報においても加齢の影響は異なる．自伝的記憶を想起させ，想起内容に含まれる意味情報とエピソード情報について高齢者と若年者で比較した研究[25,32]は，若年者が出来事や場所，そのときの考えや感情といったエピソード情報を多く想起していたのに対して，高齢者ではエピソード情報よりも，思い出に関する知識（意味情報）をより多く想起することを明らかにした．このことは，自伝的記憶のなかでも個人に関する意味情報は加齢の影響を受けにくいが，エピソードの詳細を想起する能力は加齢とともに低下することを示している．

Ⅱ．自伝的記憶の特徴と機能

1．レミニセンスバンプ

自伝的記憶の想起方法としては，重要なライフイベントや特定の時期の出来事の想起を求める，あるいは，キーワードを提示しそれにまつわる自伝的記憶を想起させる，といった方法がある．図7-1は，65歳以上の健常な高齢者41人に，よい思い出，悪い思い出も含め，人生における重要な出来事を尋ねた結果である．縦軸は想起された出来事の個数

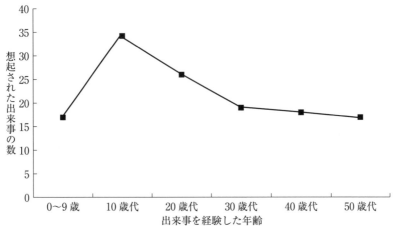

(増本康平：高齢者の自伝的記憶の安定性に影響する要因に関する縦断的研究．第74回日本心理学会大会発表論文集，74：844，2010)

図7-1　自伝的記憶にみられるレミニセンスバンプ

を，横軸はその出来事を経験した年代を示している[28]．図7-1では，10歳代から20歳代にかけて経験した出来事が多く想起されている．これまでの研究においても，10歳代後半から30歳代前半の出来事が，他の年代の出来事と比較して多く想起されるレミニセンスバンプ（reminiscence bump）が報告されている[21,35]．この特徴的なバンプは，人生を振り返る際，各年代での経験がまんべんなく想起されるのではなく，特定の時期の経験が想起されやすいことを示している．また，その他の自伝的記憶の想起の特徴として，0～5歳までの経験はほとんど想起されない幼児期健忘がある[30]．

2．再構成

一般的に，情報は正確に記憶として蓄えられ，維持されることがよいとされる．しかし，自伝的記憶に関していえば，このような記憶の正確性や維持は期待できない．たとえば，これまでの人生の重要な出来事を被験者に想起させ，1か月後[41]，あるいは1年後[28]に，もう一度思い出させると，人生の重要な出来事の50％以上が別の出来事と入れ替わる．

この結果は，記憶として蓄えられた個人的な情報は，常に同じ情報として保持されているのではなく，その後の経験によって記憶の重みづけや意味づけが更新されることを意味している．そのため，自伝的記憶に関する研究では，記憶は変容するものととらえ，記憶の再構成という特徴を重視している．

Coway[11]は記憶の再構成において「目標（goal）」が担う役割に着目し，自己-記憶システム（self-memory system）という概念を提唱している．Conway と Holmes[10]は，高齢者が想起した自伝的記憶がエリクソンの心理社会的発達理論の各発達課題（目標）と関連しているのかを検討した．その結果，0〜9歳の出来事として想起された自伝的記憶は，その年代の発達課題である信頼／不信に関連するものが多く，10〜19歳は同一性／同一性拡散，20〜29歳は親密感／孤独感，30〜59歳は世代性／停滞性に多く分類され，60歳以降の想起内容の多くは，統合／絶望に分類されることを明らかにした．この結果は，経験の記憶がそれを経験した時点での自己の目標に従って蓄えられ，過去や現在の目標に従う経験が自伝的記憶として想起されることを示唆しており，自伝的記憶の再構成における「目標」の重要性を裏づけている．

3．機能

本章の冒頭で述べたように，自伝的記憶に関する研究は，個人的な経験の記憶が他の心理・行動変数において担う機能を重視している．自伝的記憶の機能として確認されているものに，指示（directive），自己（self），社会（social）機能の3つがある[4]．

指示機能とは，過去の経験を意味づけることで現在と未来の行動を方向づける機能である．この機能によって，過去の失敗や成功の経験に基づく適切な判断や問題解決が可能となる．自己機能とは，発達的な変化やライフイベントに直面しても，「私はだれなのか」「私はどのように変わったのか」といったアイデンティティや自己概念を維持する（自己一貫性）ための機能である．前述した自己-記憶システムは，自伝的記憶の自己機能を説明する概念といえるであろう．社会機能とは，社会的つ

ながりの維持や促進を担う．他者とのコミュニケーションを図る際，過去の出来事を材料とすることで会話が弾み，信頼性や説得力も増す．また，個人的な記憶を共有することで，相手を理解できるだけでなく，相手からも共感を得ることができる．

このように，自伝的記憶は「情報を蓄える」という記憶の枠組みを超えて，私たちの日常生活のさまざまな行動に影響している．そして最近の研究は，これら3つの機能に共通して偏在する自伝的記憶の機能として，感情調整（emotion regulation）に着目している[20]．

人はだれでも高齢になると，健康の喪失，配偶者や友人など人間関係の喪失，定年による社会的役割の喪失，というような大きな喪失体験を経験する．そのため，高齢期は他の世代と比較してもストレスが多く，感情調整がとくに重要となる年代だと考えられる．そこで以下では，自伝的記憶の感情調整機能について述べる．

Ⅲ．自伝的記憶の感情調整機能

1．抑うつと自伝的記憶

気分が落ち込んだときは，楽しいことよりも嫌なことを思い出しやすく，嫌なことを思い出すと，気分はさらに落ち込む．感情と記憶の相互作用の結果生じる現象として，気分に応じた記憶が想起されやすい，気分一致記憶（mood congruent memory）がある．

この記憶はうつ病患者でとくに顕著にみられ，気分一致記憶によるネガティブな記憶のバイアスは，否定的な自己の形成につながると考えられている[2]．また，うつ病患者の自伝的記憶には，想起内容の詳細が失われ一般化される概括化という特徴がある[29,33]．健常な人であれば「去年の秋，職場の運営方針について同僚と意見が合わず口論になった」といった嫌な思い出であっても，そのときの特別な出来事として同定できるだけの詳細な情報を含んだ記憶として想起される．しかし，抑うつが強いと「私は同僚とうまくやっていけなかった」というように特定の出来事が拡張・一般化されて想起される．このように，抑うつと自伝的記

憶は深く関連しているため，抑うつ生起の心理的プロセスを解明しようとする研究は，そのメカニズムの中核に自伝的記憶を位置づけている．

2．自伝的記憶と感情調整

　うつ患者にみられる気分一致記憶とは反対に，ポジティブな感情状態にある人は，ネガティブな気分に誘導されても，気分とは一致しない記憶（気分不一致記憶〈mood incongruent memory〉）を想起する[44]．ポジティブな記憶を想起すると気分が回復するため，気分不一致記憶の生起には感情調整への動機づけが関連していると考えられている．

　感情調整に関する研究において広く受け入れられている感情調整プロセスモデル[17,18]では，感情調整の方法として認知的再評価（cognitive reappraisal）と表出抑制（expressive suppression）の2つに着目している．認知的再評価とは，感情を誘発する状況の解釈を認知的に変化させることで，感情が完全に生起する前に感情を制御する先行焦点型の方略である．認知的再評価はストレスフルな状況でも，状況を再解釈し，ネガティブな感情の改善につながる適応的方略であり，ポジティブな感情や心理的安寧を高め，ネガティブな感情や抑うつ，不安を軽減させる[19,39]．一方，表出抑制とは，喚起された感情やそれに伴う行動の表出を抑制する反応調整型の方略である．表出抑制は，ネガティブな感情の表出を抑えることはできるが，気分を経験する頻度を減少させることはできない．加えて，内的経験と外的表出の乖離による自己不一致感につながるため，ポジティブな感情，心理的安寧，主観的幸福感を低下させ，ネガティブな感情，不安，抑うつを高める不適切な方略であり[16,31]，精神病理学的なリスクファクターと考えられている[1]．

　感情調整と自伝的記憶との関連性を検討した研究は，ネガティブな気分に誘導された被験者に認知的再評価を促すと，認知的再評価を求められなかったグループと比較してポジティブな自伝的記憶の想起が増加すること[36]，また，認知的再評価によるポジティブな記憶の想起が，表出抑制を減少させること[44]を報告している．これらの研究は，自伝的記憶が感情のコントロールにおいても重要な役割を担っていることを示して

いる.

3. 自伝的記憶と心理的介入

気分が落ち込んだときにみられる気分一致記憶は,自動的で無意識的なプロセスによって生じ,感情調整を目的とした気分不一致記憶は認知的なコントロールを必要とする意図的なプロセスで生じる[22].自動的に生じる気分一致記憶を防ぐには,意識的に自伝的記憶の想起パターンを変化させる必要がある.そのため,過去の葛藤を解決し人生のバランスを図る回想法や,より構造化された回想を行うことによって自伝的記憶の再評価を行うライフレビューといった心理的介入が有用であると考えられる.実際,ライフレビューによる介入効果をランダム化比較試験で検討した研究[37]や介入効果のメタ分析を行った研究[5]は,自伝的記憶の検索訓練を行うことによって,抑うつが軽減し,幸福感や人生満足度が増加したことを報告している.

4. 高齢者の感情調整

高齢期はさまざまな喪失を経験するストレスフルな時期である.しかし,高齢者の気分,主観的幸福感や心理的安寧が他の世代と比べて悪いわけではない.むしろ,若年者と比較しても差がない,あるいは若年者と比較して安定していることが報告されている[6, 24, 26, 38].ストレスフルなライフイベントを多く経験している高齢者の心理的安寧が,若年者よりも安定している「エイジング・パラドクス(Aging Paradox)」は,老年学,あるいは老年心理学の研究領域で議論されてきた.この矛盾を説明する理論として,社会情動的選択性理論(socioemotional selectivity theory ; SST)[7]が注目されている.SST は,将来の時間的な見通しによる動機づけの変化によって,エイジング・パラドクスを説明しようとする理論である.この理論では,高齢者がストレスフルな状況でも心理的に安定しているのは,高齢者が余命は限られていると認識すると,感情調整に動機づけられ,感情的な満足感を得るために認知的あるいは社会的資源を投資するからであるとしている.

SST を裏づける実験結果も複数報告されている．ネガティブな感情を喚起する情報は，危険や困難な状況を回避し，生命を維持するために欠かせない情報であり，私たちはネガティブな情報に対して心理的・社会的資源を費やす必要がある[13]．実際，若年者では，ポジティブな情報よりもネガティブな情報に注意を向け，記憶すること（ネガティビティ・バイアス）が報告されている[3]．ところが興味深いことに，高齢者ではネガティビティ・バイアスがみられない．Charles ら[8]は，若年者（18〜29 歳），中年者（41〜53 歳），高齢者（65〜80 歳）の 3 群を対象に，ポジティブな感情を喚起する写真，ネガティブな感情を喚起する写真，感情を喚起しない中立な写真を用いた記憶実験を実施した．実験の結果，若年者，中年者ではポジティブな写真とネガティブな写真の記憶成績が，中立な写真の記憶成績より優れていた．それに対して高齢者では，ポジティブな写真の記憶成績が他の写真よりも優れているという結果が得られた（ポジティビティ・エフェクト）．ポジティビティ・エフェクトは，写真の記憶だけでなく，注意，情報源記憶，虚偽記憶，そして自伝的記憶といった種々の認知課題において確認されており[27,43]，高齢者が感情調整に動機づけられているとする SST を裏づけている．

　高齢期の認知機能と感情の関連性を検討した最近の研究は，加齢とともに認知機能が低下したとしても，これまでに蓄えた経験や知識（自伝的記憶）を活用した感情調整を行うことで，ストレスに適応可能であることを明らかにしている．

おわりに
—— 幸福な人生とは ——

　年老いて生涯を振り返ったとき，幸福と思える人生とは，どのような人生なのだろうか．幸福感は収入のような経済的指標に代表される物質的な豊かさだけでは測定することができない．たとえば，日本は戦後から 1980 年代後半にかけて，世界に類をみない経済成長をみせた．しかしながら，生活満足度については，1958〜1986 年の 30 年間で変化がみ

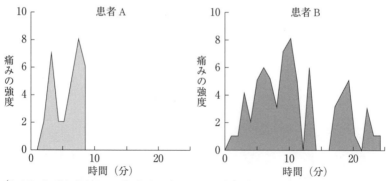

(Redelmeier DA, Kahneman D : Patients' memories of painful medical treatments ; Real-time and retrospective evaluations of two minimally invasive procedures. *Pain*, 66 (1) : 3-8, 1996)

図7-2 痛みの経験と記憶に関する実験

られない[14]．もちろん，ある程度の収入は幸福を得るために必要であるが，収入が一定水準を超えると幸福感は変わらない．そのため，経済的な豊かさが幸福感を規定するという考えは幻想であるという指摘[23]もある．

　私たちが振り返る人生は，経験の記憶，つまりは自伝的記憶であり，自伝的記憶は常に更新される動的な記憶であることはさきに述べたとおりである．本章では最後に，自伝的記憶の特徴を端的に示した興味深い実験を紹介し，幸福な人生について自伝的記憶の側面から考察したい．

　RedelmeierとKahneman[34]は，結腸内視鏡検査，あるいは結石の粉石術を受けた患者の施術時のリアルタイムの痛み（経験）と，施術終了後に患者に尋ねた痛みの評価（記憶）の関連性を検討した．図7-2は，患者が施術時に感じたリアルタイムの痛みを表しており，縦軸は痛みの強さを，横軸は時間を示している．患者AとBを比較すると，経験した痛みの総量は，圧倒的に患者Bのほうが多い．どちらの施術を受けたいかと問われれば，多くの人は患者Aと同じ施術を選択するだろう．しかし，施術終了後に施術全体で感じた痛みの評価（記憶）を求めると，患者Bではなく患者Aのほうが経験した痛みを強く評価した．つまり，この結果は，「実際の経験」と「経験の記憶」が乖離していることを意

味している．また，リアルタイムの痛み（経験）と施術後に行った痛みの評価（記憶）の関連性を検討した結果，検査終了後の痛みの評価は，検査中に経験したピーク時の痛みと，検査の最後（エンド）の3分間に経験した痛みに強く関連しており，施術中に経験した痛みの総量は施術後の痛みの評価とほとんど関連していなかった．

　内視鏡検査の経験は，人生全体からみると数多くある経験のほんのひとつにすぎない．しかし，経験を記憶としてとらえれば，内視鏡検査の記憶も人生の重要な経験の記憶も本質的には同じ特徴をもった自伝的記憶である．私たちの人生の評価は，人生全体のよい経験や悪い経験の総量で決まるのではなく，人生の最もよい時期あるいは悪い時期（ピーク）に加えて，とくに高齢期の経験（エンド）の影響を強く受ける．これまでの人生が素晴らしいものであっても，最後の数年間の経験がつらいものであれば人生はつらいものとして再構成されうる[12]．高齢期の発達課題が人生の統合（受容）であるならば，高齢期の心理的安寧や幸福感を決定する要因として，自伝的記憶が重要であることに疑いの余地はないであろう．

文　献

1) Aldao A, Nolen-Hoeksema S, Schweizer S : Emotion-regulation strategies across psychopathology ; A meta-analytic review. *Clin Psychol Rev*, **30** (2) : 217-237 (2010).

2) Barry ES, Naus MJ, Rehm LP : Depression, implicit memory, and self ; A revised memory model of emotion. *Clin Psychol Rev*, **26** (6) : 719-745 (2006).

3) Baumeister RF, Bratslavsky E, Finkenauer C, Vohs KD : Bad is stronger than good. *Review of General Psychology*, **5** (4) : 323-373 (2001).

4) Bluck S, Alea N, Habermas T, Rubin DC : A tale of three functions ; The self-reported uses of autobiographical memory. *Soc Cognit*, **23** (1) : 91-117 (2005).

5) Bohlmeijer E, Smit F, Cuijpers P : Effects of reminiscence and life review on late-life depression ; A meta-analysis. *Int J Geriatr Psychiatry*, **18** (12) : 1088-1094 (2003).

6) Carstensen LL, Pasupathi M, Mayr U, Nesselroade JR : Emotional experi-

ence in everyday life across the adult life span. *J Pers Soc Psychol*, **79** (4) : 644-655 (2000).

7) Carstensen LL : The influence of a sense of time on human development. *Science*, **312** (5782) : 1913-1915 (2006).

8) Charles ST, Mather M, Carstensen LL : Aging and emotional memory ; The forgettable nature of negative images for older adults. *J Exp Psychol Gen*, **132** (2) : 310-324 (2003).

9) Conway MA, Pleydell-Pearce CW : The construction of autobiographical memories in the self-memory system. *Psychol Rev*, **107** (2) : 261-288 (2000).

10) Conway MA, Holmes A : Psychosocial stages and the accessibility of autobiographical memories across the life cycle. *J Pers*, **72** (3) : 461-480 (2004).

11) Conway MA : Memory and the self. *J Mem Lang*, **53** (4) : 594-628 (2005).

12) Diener E, Wirtz D, Oishi S : End effects of rated life quality ; The James Dean effect. *Psychol Sci*, **12** (2) : 124-128 (2001).

13) Dijksterhuis A, Aarts H : On wildebeests and humans ; The preferential detection of negative stimuli. *Psychol Sci*, **14** (1) : 14-18 (2003).

14) Easterlin RA : Will raising the incomes of all increase the happiness of all. *J Econ Behav Organ*, **27** (1) : 35-47 (1995).

15) Erikson EH : The Life Cycle Completed. W.W. Norton & Company, New York (1997).

16) Fresco DM, Moore MT, van Dulmen MH, Segal ZV, et al.: Initial psychometric properties of the experiences questionnaire ; Validation of a self-report measure of decentering. *Behav Ther*, **38** (3) : 234-246 (2007).

17) Gross JJ : Emotion regulation in adulthood ; Timing is everything. *Curr Dir Psychol Sci*, **10** (6) : 214-219 (2001).

18) Gross JJ, John OP : Individual differences in two emotion regulation processes ; Implications for affect, relationships, and well-being. *J Pers Soc Psychol*, **85** (2) : 348-362 (2003).

19) Haga SM, Kraft P, Corby EK : Emotion regulation ; Antecedents and well-being outcomes of cognitive reappraisal and expressive suppression in cross-cultural samples. *J Happiness Stud*, **10** (3) : 271-291 (2009).

20) Holland AC, Kensinger EA : Emotion and autobiographical memory. *Phys Life Rev*, **7** (1) : 88-131 (2010).

21) Hyland DT, Ackerman AM : Reminiscence and autobiographical memory in the study of the personal past. *J Gerontol*, **43** (2) : P35-39 (1988).

22) Josephson BR, Singer JA, Salovey P : Mood regulation and memory ; Repairing sad moods with happy memories. *Cognit Emot*, **10** (4) : 437-444 (1996).

23) Kahneman D, Krueger AB, Schkade D, Schwarz N, et al.: Would you be happier if you were richer? ; A focusing illusion. *Science*, **312**（5782）: 1908-1910（2006）.

24) Lawton MP, Kleban MH, Rajagopal D, Dean J : Dimensions of affective experience in three age groups. *Psychol Aging*, **7**（2）: 171-184（1992）.

25) Levine B, Svoboda E, Hay JF, Winocur G, et al.: Aging and autobiographical memory ; Dissociating episodic from semantic retrieval. *Psychol Aging*, **17**（4）: 677-689（2002）.

26) Masumoto K, Taishi N, Shiozaki M : Age and gender differences in relationships among emotion regulation, mood, and mental health. *Gerontol Geriatr Med*, **2** : pii.2333721416637022（2016）.

27) 増本康平，上野大介：認知加齢と情動．心理学評論，**52**（3）：326-339（2009）.

28) 増本康平：高齢者の自伝的記憶の安定性に影響する要因に関する縦断的研究．第 74 回日本心理学会大会発表論文集，**74**：844（2010）.

29) 松本　昇，望月　聡：抑うつと自伝的記憶の概括化；レビューと今後の展望．心理学評論，**55**（4）：459-483（2013）.

30) Nelson KD, Fivush R : The emergence of autobiographical memory ; A social cultural developmental theory. *Psychol Rev*, **111**（2）: 486-511（2004）.

31) Nolen-Hoeksema S, Aldao A : Gender and age differences in emotion regulation strategies and their relationship to depressive symptoms. *Pers Indiv Differ*, **51**（6）: 704-708（2011）.

32) Piolino P, Desgranges B, Benali K, Eustache F : Episodic and semantic remote autobiographical memory in ageing. *Memory*, **10**（4）: 239-257（2002）.

33) Raes F, Hermans D, Williams JMG, Beyers W, et al.: Reduced autobiographical memory specificity and rumination in predicting the course of depression. *J Abnorm Psychol*, **115**（4）: 699-704（2006）.

34) Redelmeier DA, Kahneman D : Patients' memories of painful medical treatments ; Real-time and retrospective evaluations of two minimally invasive procedures. *Pain*, **66**（1）: 3-8（1996）.

35) Rubin DC, Schulkind MD : The distribution of autobiographical memories across the lifespan. *Mem Cognit*, **25**（6）: 859-866（1997）.

36) Rusting CL, DeHart T : Retrieving positive memories to regulate negative mood ; Consequences for mood-congruent memory. *J Pers Soc Psychol*, **78**（4）: 737-752（2000）.

37) Serrano JP, Latorre JM, Gatz M, Montanes J : Life review therapy using autobiographical retrieval practice for older adults with depressive symptomatology. *Psychol Aging*, **19**（2）: 272-277（2004）.

38) Sheldon KM, Kasser T : Getting older, getting better? ; Personal strivings and psychological maturity across the life span. *Dev Psychol*, **37** (4) : 491-501 (2001).

39) Spaapen DL, Waters F, Brummer L, Stopa L, et al.: The emotion regulation questionnaire ; Validation of the ERQ-9 in two community samples. *Psychol Assess*, **26** (1) : 46-54 (2014).

40) Squire LR : Declarative and nondeclarative memory ; Multiple brain systems supporting learning and memory. *J Cogn Neurosci*, **4** (3) : 232-243 (1992).

41) 高橋雅延：記憶と自己. （太田信夫，多鹿秀継編）記憶研究の最前線, 227-248, 北大路書房, 京都 （2000）.

42) Tulving E : What kind of a hypothesis is the distinction between episodic semantic memory. *J Exp Psychol Learn*, **12** (2) : 307-311 (1986).

43) 上野大介，権藤恭之，佐藤眞一，増本康平：顕在記憶指標・潜在記憶指標を用いたポジティヴ優位性に関する研究. 認知心理学研究, **11** (2) : 71-80 （2014）.

44) Wisco BE, Nolen-Hoeksema S : Valence of autobiographical memories ; The role of mood, cognitive reappraisal, and suppression. *Behav Res Ther*, **48** (4) : 335-340 (2010).

（増本康平）

第8章
高齢者のメタ記憶

―――――― 要　約 ――――――

人は加齢とともに，日常生活において自己の記憶能力が減退している
ことを実感するようになる．そうした記憶能力の減退の自覚は，
必ずしも実際の行動面でのもの覚えの悪さやもの忘れの激しさを単
純に反映したものとは限らない．メタ記憶は，自己や他者の記憶に
かかわる個人の認識や知識などに関連した広い概念である．これに
は，個人が人間の記憶についてどのような知識（メタ記憶的知識）
を有し，自己の記憶活動に対してどのように始動，終結，点検，修
正，調整などを行うのか（メタ記憶的活動：記憶のモニタリングと
コントロール）といった問題が含まれている．本章では，認知心理
学におけるメタ記憶の理論的枠組みを説明するとともに，主要な研
究知見を紹介し，高齢期のメタ記憶の特徴を概説した．さらに，メ
タ記憶の加齢変化に対処するための方略の訓練や介入技法について
も述べた．最後に，高齢者のメタ記憶に関する今後の研究の課題と
方向性についてまとめた．

Key words：メタ記憶，記憶モニタリング，記憶コントロール，メタ記
憶質問紙

はじめに

人は多かれ少なかれ，ある年齢に達すると，記憶に関する自己の能力

が加齢とともに減退していることを実感し，そうした減退が今後さらに進行していくのではないかという不安を抱く．その一方で，記憶能力の減退が適切に認識されずに，本人よりもむしろ家族や周囲の人たちが心配を募らせるという場合もあるだろう．また，若いころにはさほど関心はなかったのに，歳をとると他人の記憶の確かさや度忘れの様子が妙に気にかかることもある．このように，実際の行動面でのもの覚えの悪さやもの忘れの深刻さとは別に，個人における自己の記憶能力や一般的な人間の記憶能力に関する認識そのものについて加齢変化が認められる．ほとんどの場合は，以前に比べて記憶能力の減退による想起困難や検索失敗を頻繁に経験するようになったという自覚から生じるものである．

　本章では，こうした日常的な事柄に関連して，最初に，認知心理学におけるメタ記憶の理論的枠組みを説明する．次に，いくつかの主要な研究知見を紹介し，高齢期のメタ記憶の特徴を概説する．さらに，メタ記憶の加齢変化に対処するための方略の訓練や介入技法についても述べる．最後に，高齢者のメタ記憶に関する今後の研究の課題と方向性についてまとめる．

Ⅰ．メタ記憶の理論的枠組み

1．メタ記憶の語義と構成

　メタ記憶（metamemory）は，自己や他者の記憶にかかわる個人の認識や知識などを含む広い概念である．この概念は，より広範な，認知活動全般にかかわる認識や知識などを指すメタ認知（metacognition）の下位概念として位置づけられている．メタ記憶は大きく，メタ記憶的知識（個人が人間の記憶について知っている事柄）とメタ記憶的活動（自己の記憶活動に対する始動，終結，修正，調整，点検など．メタ記憶的経験ともいう）とに分かれる[1,11]．

　メタ記憶的知識には，記憶する個人に関する変数，記憶課題に関する変数，記憶方略に関する変数などについての知識が含まれている．たとえば，「一度に多くのことを言われても覚えきれない」という気持ちに

なるのは，記憶課題として要求される記憶負荷や自己の記憶特性（この場合では，自己のワーキングメモリの容量限界など）について，ある程度正確な知識をもっているからである．言い換えれば，記憶活動を行う者の個人特性や状態・状況，記憶課題の難易度，記憶材料の特徴，記銘・想起の方略などに関する知識を有しているために，人は記憶に関連した意思決定を行い，記憶活動を展開することができる．

　メタ記憶的活動には，なにかの事柄を記銘すべき状況におかれているという認識をもつことや，将来の想起・検索の必要性を予期すること，刺激材料や記憶課題の性質に合わせて適切な記憶方略を用いること，自己の記憶活動の有効性をとらえること，自己の既有知識のなかに課題遂行に関連する情報があるかどうかを確認することなどが含まれる．とくに，自己の記憶システム内の情報を確認したり，記憶活動による課題遂行の結果をとらえたりする過程は記憶モニタリング（memory monitoring，またはメタ認知的モニタリング〈metacognitive monitoring〉）と呼ばれている．これには，記憶にかかわる種々の意思決定や選択，予測，判断，気づきなどが含まれる．こうした記憶モニタリングに基づいて，実際の記憶活動の目標設定や計画，実行，修正，調整などの記憶コントロール（memory control，またはメタ認知的コントロール〈metacognitive control〉）が行われる[35,44]．

2．種々のメタ記憶的知識

　個人がどのようなメタ記憶的知識をもっているかについては，メタ記憶質問紙（metamemory questionnaire）を用いた調査研究がよく知られている．メタ記憶質問紙を構成する質問項目は，大きく，①人間の記憶過程・記憶活動に関する全般的な知識や信念，態度などを尋ねる項目（例：「単語をいくつか覚えたあとで，それを思い出すときに，一人で思い出すのと，一緒に覚えた人と2人で協力して思い出すのとでは，どちらのほうがよく思い出せると思いますか」）と，②調査参加者自身の記憶に関する能力や行動傾向，特性，動機づけなどについて主観的評価や回想的判断を求める項目（例：「あなたは物を置いた場所を頻繁に忘れ

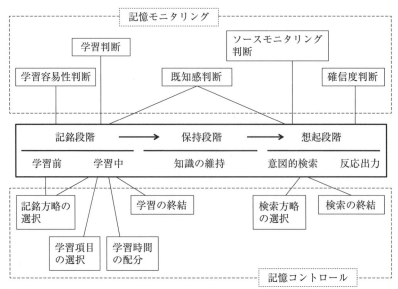

(Dunlosky J, Metcalfe J : Metacognition. SAGE Publications, Thousand Oaks, CA, 2009；Nelson TO, Narens L : Metamemory ; A theoretical framework and new findings. In The Psychology of Learning and Motivation, Vol. 26, ed. by Bower G, 125-173, Academic Press, New York, 1990 より改変引用)

図 8-1 記憶過程の諸段階におけるメタ記憶的活動

ますか」）に分かれる．

3．メタ記憶的活動の諸相

　メタ記憶的活動は，記憶過程における記銘・保持・想起という諸段階で個人がどのように記憶課題に取り組むかという視点から特徴づけることができる（図 8-1）[10,35]．記憶モニタリングは記銘段階において刺激項目に対する学習容易性判断（ease-of-learning judgment ; EOL：ある刺激項目への記銘学習がどの程度容易であるのか），学習判断（judgment of learning ; JOL：記銘項目があとの記憶テストでどの程度再生されるか），既知感判断（feeling-of-knowing judgment ; FOK：ある刺激項目が想起できないときにその項目をどの程度「知っている」と思うか）など

の判断があり，想起段階では既知感判断，ソースモニタリング判断
（source-monitoring judgment：ある刺激項目をどこから知識として得た
か），確信度判断（confidence judgment：再生した答えの正しさについ
てどの程度自信があるか）などが含まれる．日常の想起場面では，「あ
る言葉や名前が喉まで出かかっているのに出てこない」という状態
（tip-of-the-tongue state；TOT 状態）に陥ることやデジャヴュ（déjà
vu：実際には出会ったことのない光景や状況に対して見たことがある
かのように錯覚する一種の記憶錯誤，既視感）を経験することなども記
憶モニタリングに関連している．

　一方，記憶コントロールでは，記憶モニタリングに基づいて符号化や
検索を実行するために，記銘段階では記銘方略の選択，学習項目の選択，
学習時間の配分，学習の終結が行われ，想起段階では検索方略の選択や
検索の終結が行われると考えられている．

II．高齢者のメタ記憶の特徴

1．メタ記憶的知識の加齢変化

　記憶機能の一般的変化に関するメタ記憶的知識として，人は，だれも
が青年期から中年期を経て高齢期にかけてもの忘れがしだいにひどくな
ると考えている[41]．Lineweaver と Hertzog[26]は，18〜93 歳までの人たち
を対象に，一般的記憶信念尺度（General Belief about Memory Instru-
ment；GBMI）を用いて，記憶と加齢に関する一般的な知識や信念を調
査した．その結果，どの年齢層の人たちも加齢によって記憶能力が低下
すると考えており，とくに高齢者は若年者に比べて「過去の出来事に関
する記憶能力はよいが，名前の記憶はよくない」と感じていることが示
された．その後の研究[16,25]からも，このような傾向がほぼ一貫して報告
されている．金城と清水[23]は，日本の高齢者を含む成人 300 人を対象に，
これとほぼ同様の質問紙調査を行い，類似した結果を報告している．

　高齢者における自己の記憶能力に関するメタ記憶的知識については，
成人期メタ記憶尺度（Metamemory in Adulthood；MIA）[5,24]や記憶機能質

問紙（Memory Functioning Questionnaire ; MFQ）[12]を用いた研究の結果
が広く知られている．これらのメタ記憶質問紙は，自己の記憶能力やそ
の変化などさまざまなメタ記憶的知識を調べるものである．Hultsch
ら[18]は，20～78歳の825人の調査参加者にこの両方の質問紙への回答
を求め（分析対象は775人），高齢者は若年者に比べて，メタ記憶に関
連した次のような信念をもっていることを明らかにしている．①新しい
事柄を学習するのが不得意である（記憶の自己効力感が低い），②自ら
の記憶能力は加齢とともに低下している，③自らの記憶能力の低下に対
してはどうしようもないと感じることが多い．つまり，全般的に，高齢
者は若年者よりも自らの記憶について否定的・悲観的な見方をもってい
るといえる[10, 26]．

　その反面，河野[20]は，高齢者は若年者よりも「記憶に対する自信」が
強く，高齢者のなかでは自己の記憶能力に自信がある者ほど記憶成績が
低いという結果を報告している．清水ら[45, 46]の研究においても，別のメ
タ記憶質問紙（日常記憶質問紙〈Everyday Memory Questionnaire ;
EMQ〉など）を用いた場合，高齢者よりも若年者のほうが概して日常
生活場面で記憶に関する失敗や困難をより頻繁に経験しているという自
己評価を示すことが報告されている．その点では，前述の傾向とは逆に，
高齢者のほうが若年者よりも自己の記憶能力に関して肯定的・楽観的な
のかもしれない．ただし，人名の想起に関する困難さの自覚は，高齢者
と若年者とで差がないか，あるいは高齢者のほうが若年者よりも頻繁に
経験していると自覚しているようである．

2．メタ記憶的活動の加齢変化
　メタ記憶的活動では，記憶モニタリングに関連して，学習判断と既知
感判断における加齢変化について興味深い知見が報告されている．前述
のとおり，学習判断は，学習中または学習後に，記銘項目が後続の記憶
テストでどのくらい正確に思い出せるか（再生できるか）の予測判断で
ある．これまでの研究では，記憶課題の成績は高齢者のほうが若年者よ
りも低いものの，高齢者の学習判断は若年者の学習判断とほぼ同程度の

正確性をもっているという報告 [16, 27, 39] がある.

　その一方で，学習判断における加齢変化を示す研究がいくつか報告されている．たとえば，Bruce ら [2] は，高齢者と若年者に対して，無制限の学習時間が与えられる場合に 20 個の単語のうち何個くらいの単語を想起できるかの予測を求めた．そのあと，実際に学習時間に制限を設けずに単語を呈示し，再生を求めた．その結果，高齢者は自らの再生成績を過大予測する傾向がみられた．しかしながら，その後の研究で，記憶課題の変数を操作して再生成績そのもののレベルを高くすると高齢者の過大予測の程度は改善することが示された [4]．このことから，高齢者は，若年者と同程度の再生成績を示すような課題状況であれば，学習判断の正確性に加齢変化が認められないことが示唆される [8]．

　既知感判断についても，加齢変化が認められないことが種々の刺激材料を用いた研究で報告されている [3, 16, 29]．すでに述べたように，「喉まで出かっているのに出てこない」という TOT 状態は，「もう少しで思い出せるような気がする」という自己の記憶の主観的評価に基づいた，一種の既知感判断であると考えることができる．高齢者も若年者と同様にTOT 状態を経験することが報告されている [30]．また，TOT 状態の経験の機会や TOT 状態の解決に必要な時間は年齢とともに増加するものの，十分な時間が与えられれば超高齢者も若年者と同程度にまで TOT 状態が解決されることが見いだされている [28]．一般に，そうした TOT 状態を経験している個人は，再生に必要な正確な部分情報（たとえば，思い出すべき単語の最初の文字，文字の数など）を思い出せることが多いという特徴をもっている．その逆に，高齢者よりも若年者は TOT 状態をより頻繁に経験するが，正確な部分情報を思い出すことはあまり多くないという報告 [16] もある．

　自己の記憶や知識，信念などがどのように獲得されたかをとらえるソースモニタリングについては，高齢者は若年者に比べて，特定の出来事の記憶がどこからもたらされたのか（情報源や文脈）に関する情報の保持がよくないことが報告されている [19, 22, 33]．たとえば，ある事件や事故を伝えるニュースが報じられたあと，高齢者はそのニュースの内容を

覚えていても，ニュースの第一報をテレビで見たのか，ラジオで聞いたのか，新聞で読んだのか，だれかから人づてに聞いたのかといった情報の入手状況に関する記憶が若年者に比べて不正確であることが多い．

このような知見を総合すると，全般的に高齢者の記憶モニタリングは若年者と比べてあまり差がないという研究報告[37,39]はあるものの，高齢者の記憶モニタリングに問題があることを指摘する研究が少なくない．実際の記憶課題での成績と比較すると，課題状況によっては，高齢者は自己の記憶成績を過大評価する場合もあれば，過小評価する場合もあるようである[14,17]．このように，記憶モニタリングに及ぼす加齢の影響については，これまでの研究結果は一貫しているとはいえない．

高齢者の記憶コントロールに関連して，記憶方略の使用について，高齢者は若年者に比べて外的記憶方略（メモをとる，カレンダーに書き込む，など）を利用することが多く，内的記憶方略（五十音順に思い出す，頭文字を覚える，リズムをつけて覚える，など）を利用する頻度は相対的に少ないとされている[6,15]．自己評価による外的記憶方略の利用頻度は加齢とともに高くなり，高齢者は若年者よりも外的記憶方略に頼ろうとする傾向にあることが知られている[38,43]．ただし，SchryerとRoss[43]は，日常場面での外的記憶方略の利用頻度に関する自己評価ではなく，実際に実験室のなかで将来の予定に関する記憶課題を与えて調べたところ，若年者と高齢者との間に外的記憶方略の利用頻度に差がみられなかった．したがって，自己評価に基づく日常生活での外的記憶方略の利用状況が必ずしも実際の利用状況とは一致しない可能性も示唆されている．Naveh-Benjaminら[33]によれば，高齢者の多くは，若年者に比べて，自己の記憶保持を促進するためのさまざまな活動を行うことができないのではなく，単に自発的に行わないだけである．おそらく，「高齢になると記憶能力が減退する」という信念が強く，それに伴って効果的な記憶活動を実行することに消極的になっているのではないかと考えられる．

高齢者はまた，効果的な記憶方略を利用できるとしても，記銘すべき材料に対して学習時間を適切に配分できないという可能性も指摘されている[48]．通常の場合は，自己ペースでの学習状況であれば，記憶テスト

で再生できそうにない項目に長い学習時間を充て，容易に再生できそうな項目には短い学習時間しか充てないという仕方が効果的であることが多い．高齢者においてこうした学習時間配分の仕方に問題があり，効果的に学習時間を配分できないことが報告されている[7]．しかしながら，必ずしも高齢者の学習時間配分が非効果的であるとは限らないという研究結果も報告されている[49]．

3．メタ記憶の機能低下への対処

すでに述べたように，高齢者は学習材料の記憶保持に対して効果的な記憶方略を自発的に使用することができないという可能性が指摘されている．それならば，自己の記憶の状態に対して記憶モニタリングを促すことにより，記憶方略の有効性に気づき，記憶成績の改善を図ることができるかもしれない．そうした問題意識に基づいて，Murphyら[32]は，高齢者に対して，自己ペースでの刺激材料の学習の終結の前に（記憶テストを受ける前に），テストを受ける準備ができているかどうかの自己評価を行うように求めた．そうすると，そのような指示のない条件に比べて，自己評価を積極的に行い，効果的に学習時間を配分し直して，若年者と同程度の記憶成績を上げることができた．Rabinowitz[40]は，高齢者には記憶方略と課題成績との間の明確な関連性を理解させるための訓練が有効であると指摘している．

Dunloskyら[9]は，高齢者に対して，単語のペアを学習する際に，ペア同士が結びつくような視覚的イメージを思い浮かべる，ペアを両方とも組み込んだ文をつくる，といった記憶方略を用いることを訓練した．さらに，記憶テストに先立って，ペアの一方の単語だけを見て，もう一方の単語が想起できるかどうかを自分で評価するという記憶モニタリングに関連した訓練も行い，その効果を検証した．結果として，単に記憶方略の使用に関する訓練を受けるだけでなく，記憶テスト前に自己評価を行う訓練を受けることにより記憶成績はかなり改善された．このことから，学習の程度に関して積極的に自己評価を行うように訓練することで，高齢者の記憶方略はより効果的なものとなり，記憶成績が向上する

という可能性が示唆される.

III. 今後の課題と方向性

　以上のように，これまでの研究から，高齢者におけるメタ記憶の重要
性が広く認識されるようになり，メタ記憶の加齢変化に関する研究が今
後ますます盛んに行われると考えられる．今後のメタ記憶研究の深まり
や広がりを考えるうえで，いくつかの検討課題や方向性を以下に示した
い.

　第1に，研究の対象となる人たちの年齢層を拡張した研究が今後さら
に発展していくことが期待される．日本がこれまでに経験したことのな
い超高齢社会の時代を迎えることを背景に，より高齢の人たちの認知・
記憶に関する研究が望まれる[13,42]．あるいは，主に大学生に代表される
若年者と高齢者とを単純に比較するだけでなく，その中間の年齢層に当
たる中年者（壮年者）に関する実証的データも綿密に収集される必要が
あるであろう[22,23,46]．

　第2に，本稿ではふれなかったが，健康な高齢者だけでなく，認知症
やアルツハイマー病，軽度認知障害（MCI），前頭葉機能低下などの症
状を示す高齢者のメタ記憶にも焦点をあてた研究の発展が望まれる[34,36]．
それぞれの症状に特有のメタ記憶に関する問題を明らかにすることで，
記憶困難への対処技法や介入方法の開発・改善に貢献できるのではない
かと考えられる．それと同時に，すでに報告された研究において，対象
者である高齢者のなかに上記の諸症状を示す人たちが含まれていなかっ
たかという視点から，これまでの研究知見を再検討することも興味深い.

　第3に，高齢者のメタ記憶に関する研究の精緻化の促進が挙げられる.
本章で取り上げたように，高齢者のメタ記憶に関する知見は一貫してい
ない．現在，実験室場面での一般成人のメタ記憶に関する研究は着実な
進展を遂げ，メタ記憶に関連した実証的研究や理論的研究の成果が最近，
数多く発表されている[31]．それらの研究成果を援用して，高齢者のメタ
記憶の実相をより詳細に検討することが望まれる．また，日常生活場面

でのメタ記憶に関連した失敗や困難を検討するための手法として，本章で紹介したもののほかにも，いくつかの有用な質問紙や尺度がすでに開発されている（日本語版生活健忘チェックリスト〈Everyday Memory Checklist；EMC〉，日常行動評価リスト〈Daily Behavioral Evaluation List；DBEL〉など）[21,47]．これらを利用して，実験室場面や検査室場面での記憶課題成績と日常生活の場面でのメタ記憶の正確性の関連性を検討することにより，重要な研究知見が得られると考えられる．

文　　献

1) Brown AL : Knowing when, where, and how to remember ; A problem of metacognition. *In* Advances in Instructional Psychology, Vol. 1, ed. by Graser R, Lawrence Erlbaum Associates, Mahwah, NJ (1978).（湯川良三, 石田裕久訳：メタ認知：認知についての知識．サイエンス社，東京, 1984）

2) Bruce PR, Coyne AC, Botwinick J : Adult age differences in metamemory. *J Gerontol*, **37** (3) : 354-357 (1982).

3) Butterfield EC, Nelson TO, Peck V : Developmental aspects of the feeling of knowing. *Developmental Psychology*, **24** (5) : 654-663 (1988).

4) Connor LT, Dunlosky J, Hertzog C : Age-related differences in absolute but not relative metamemory accuracy. *Psychol Aging*, **12** (1) : 50-71 (1997).

5) Dixon RA, Hultsch DF : Structure and development of metamemory in adulthood. *J Gerontol*, **38** (6) : 682-688 (1983).

6) Dixon RA, de Frias CM, Bäckman L : Characteristics of self-reported memory compensation in older adults. *J Clin Exp Neuropsychol*, **23** (5) : 630-661 (2001).

7) Dunlosky J, Connor LT : Age differences in the allocation of study time account for age differences in memory performance. *Mem Cognit*, **25** (5) : 691-700 (1997).

8) Dunlosky J, Hertzog C : Aging and deficits in associative memory ; What is the role of strategy production? *Psychol Aging*, **13** (4) : 597-607 (1998).

9) Dunlosky J, Kubat-Silman AK, Hertzog C : Training monitoring skills improves older adults' self-paced associative learning. *Psychol Aging*, **18** (2) : 340-345 (2003).

10) Dunlosky J, Metcalfe J : Metacognition. SAGE Publications, Thousand Oaks, CA (2009).（湯川良三, 金城　光, 清水寛之訳：メタ認知；基礎と応用．北大路書房，京都，2010）

11) Flavell JH : Speculations about the nature and development of metacognition. *In* Metacognition, Motivation, and Understanding, ed. by Weinert FE, Kluwe R, 21-29, Erlbaum, Hillsdale, NJ (1987).

12) Gilewski MJ, Zelinski EM, Schaie KW : The Memory Functioning Questionnaire for assessment of memory complaints in adulthood and old age. *Psychol Aging*, **5** (4) : 482-490 (1990).

13) 権藤恭之：百寿者研究の現状と展望. 老年社会科学, **28** (4)：504-512 (2007).

14) Halamish V, McGillivray S, Castel AD : Monitoring one's own forgetting in younger and older adults. *Psychol Aging*, **26** (3) : 631-635 (2011).

15) Hertzog C, Dixon RA : Metacognitive development in adulthood and old age. *In* Metacognition ; Knowing about Knowing, ed. by Metcalfe J, Shimamura AP, 227-251, MIT Press, Cambridge, MA (1994).

16) Hertzog C, Hultsch DF : Metacognition in adulthood and old age. *In* The Handbook of Aging and Cognition, ed. by Craik FIM, Salthouse TA, 417-466, Lawrence Erlbaum Associates, Mahwah, NJ (2000).

17) Hertzog C, Kidder DP, Powell-Moman A, Dunlosky J : Aging and monitoring associative learning ; Is monitoring accuracy spared or impaired? *Psychol Aging*, **17** (2) : 209-225 (2002).

18) Hultsch DF, Hertzog C, Dixon RA : Age differences in metamemory ; Resolving the inconsistencies. *Can J Psychol*, **41** (2) : 193-208 (1987).

19) Johnson MK, Hashtroudi S, Lindsay DS : Source monitoring. *Psychol Bull*, **114** (1) : 3-28 (1993).

20) 河野理恵：高齢者のメタ記憶；特性の解明, および記憶成績との関係. 教育心理学研究, **47** (4)：421-431 (1999).

21) 数井裕光, 綿森淑子, 本多留実, 森 悦朗：日本版日常記憶リストの有用性の検討. 脳と神経, **55** (4)：317-325 (2003).

22) Kinjo H, Shimizu H : How Japanese adults perceive memory change with age ; Middle-aged adults with memory performance as high as young adults evaluate their memory abilities as low as older adults. *Int J Aging Hum Dev*, **78** (1) : 67-84 (2014).

23) 金城 光, 清水寛之：記憶の生涯発達の一般的信念；一般的記憶信念尺度 GBMI による検討. 心理学研究, **83** (5)：419-429 (2012).

24) 金城 光, 井出 訓, 石原 治：日本版成人メタ記憶尺度（日本版 MIA）の構造と短縮版の開発. 認知心理学研究, **11** (1)：31-41 (2013).

25) Lachman ME : Perceived control over aging-related declines ; Adaptive beliefs and behaviors. *Current Directions in Psychological Science*, **15** (6) : 282-286 (2006).

26) Lineweaver TT, Hertzog C : Adults' efficacy and control beliefs regarding

memory and aging ; Separating general from personal beliefs. *Aging, Neuropsychology, and Cognition,* **5** (4) : 264-296 (1998).

27) Lovelace EA, Marsh GR : Prediction and evaluation of memory performance by young and old adults. *J Gerontol,* **40** (2) : 192-197 (1985).

28) Marilyn KH, Ober BA, Schenaut GK : Naturally occurring and experimentally induced tip-of-the-tongue experiences in three adult age groups. *Psychol Aging,* **14** (3) : 445-457 (1999).

29) Marquié JC, Huet N : Age differences in feeling-of-knowing and confidence judgments as a function of knowledge domain. *Psychol Aging,* **15** (3) : 451-461 (2000).

30) Maylor E : Recognizing and naming faces ; Aging, memory retrieval, and the tip of the tongue state. *J Gerontol,* **45** (6) : 215-226 (1990).

31) Murayama K, Sakaki M, Yan VX, Smith GM : Type Ⅰ error inflation in the traditional by-participant analysis to metamemory accuracy ; A generalized mixed-effects model perspective. *J Exp Psychol Learn Mem Cogn,* **40** (5) : 1287-1306 (2014).

32) Murphy MD, Schmitt FA, Caruso MJ, Sanders RE : Metamemory in older adults ; The role of monitoring in serial recall. *Psychol Aging,* **2** (4) : 331-339 (1987).

33) Naveh-Benjamin M, Brav TK, Levy O : The associative memory deficit of older adults ; The role of strategy utilization. *Psychol Aging,* **22** (1) : 202-208 (2007).

34) Nebes RD : Cognitive dysfunction in Alzheimer's disease. *In* The Handbook of Aging and Cognition, ed. by Craik FIM, Salthouse TA, 373-446, Lawrence Erlbaum Associates, Hillsdale, NJ (1992).

35) Nelson TO, Narens L : Metamemory ; A theoretical framework and new findings. *In* The Psychology of Learning and Motivation, Vol. 26, ed. by Bower G, 125-173, Academic Press, New York (1990).

36) Pannu JK, Kaszniak AW : Metamemory experiments in neurological populations ; A review. *Neuropsychol Rev,* **15** (3) : 105-130 (2005).

37) Perlmutter M : What is memory aging the aging of ? *Developmental Psychology,* **14** (4) : 330-345 (1978).

38) Phillips LO, Henry JD, Martin M : Adult aging and prospective memory ; The importance of ecological validity. *In* Prospective Memory ; Cognitive, Neuroscience, Developmental, and Applied Perspectives, ed. by Kliegel M, McDaniel MA, Einstein GO, 161-185, Psychology Press, New York (2007).

39) Rabinowitz JC, Ackerman BP, Craik FI, Hinchley JL : Aging and metamemory ; The roles of relatedness and imagery. *J Gerontol,* **37** (6) : 688-695 (1982).

40) Rabinowitz JC : Age deficits in recall under optimal study conditions. *Psychol Aging*, **4** (3) : 378-380 (1989).

41) Ryan EB : Beliefs about memory changes across the adult life span. *J Gerontol*, **47** (1) : P41-46 (1992).

42) 佐藤眞一：超高齢期のこころ．（佐藤眞一，高山　緑，増本康平著）老いのこころ；加齢と成熟の発達心理学，203-223，有斐閣，東京（2014）．

43) Schryer E, Ross M : The use and benefits of external memory aids in older and younger adults. *Applied Cognitive Psychology*, **27** (5) : 663-671 (2013).

44) 清水寛之（編）：メタ記憶．北大路書房，京都（2009）．

45) 清水寛之，髙橋雅延，齊藤　智：高齢者における日常記憶の自己評価；メタ記憶質問紙による検討．認知心理学研究，**12** (1)：1-13（2014）．

46) 清水寛之，金城　光：成人期における日常記憶の自己評価に関する発達的変化；日常記憶質問紙（EMQ）による検討．認知心理学研究，**13** (1)：13-21 (2015).

47) 白川雅之，増本康平，友田洋二，東山　毅ほか：健忘症患者における日常行動評価リストの開発．神経心理学，**23** (1)：49-57（2007）．

48) Souchay C, Isingrini M : Age-related differences in the relation between monitoring and control of learning. *Exp Aging Res*, **30** (2) : 179-193 (2004).

49) Stine-Morrow EA, Shake MC, Miles JR, Noh SR : Adult age differences in the effects of goals on self-regulated sentence processing. *Psychol Aging*, **21** (4) : 790-803 (2006).

【さらに学習を深めたい方のために】

1) 太田信夫，多鹿秀継（編）：記憶の生涯発達心理学．北大路書房，京都（2008）．

2) 清水寛之（編）：メタ記憶．北大路書房，京都（2009）．

3) 日本発達心理学会（編），子安増生，白井利明（責任編集）：発達科学ハンドブック3；時間と人間．新曜社，東京（2011）．

4) 太田信夫，厳島行雄（編）：現代の認知心理学・第2巻；記憶と日常．北大路書房，京都（2011）．

（清水寛之）

第9章

ワーキングメモリと
コグニティブエイジング

要　約

脳のメモ帳であるワーキングメモリは小さな黒板の機能をもち，必要になるまで情報を保持し，有効に使ったのちには速やかに消去する必要のある生きた記憶である．ワーキングメモリなしには効率的な日常生活は送ることが困難となる．脳の前頭葉がワーキングメモリの主要機能を担っているが，とくに前頭前野（PFC）と呼ばれる領域は加齢による機能不全が現れやすい．高齢者のもの忘れや行為のし忘れは，個人差（ワーキングメモリの容量）が大きいものの，PFCのワーキングメモリの実行系の働きの一部が不全を起こすことが原因となっていると考えられている．しかし，検査課題によっては高齢者でも機能の低下があまり認められないものもあることがわかってきた．本章では，加齢に伴う，ワーキングメモリのコグニティブ（認知的）な働きの一般的な不全を課題の違いに即して考えてみた．

Key words：高齢者，ワーキングメモリ，脳のメモ帳，前頭前野，実行系

はじめに

　2020年までに世界の65歳以上の高齢者人口は5歳以下の幼児人口を上回るという国連の統計がある．わが国の現状を振り返ると，少子高齢

化はすでに急速に進行中であり，30年後には高齢の認知症者数は1000万人近くに達すると予測されている[14]．国連の統計を待つまでもなく，成長する脳（幼児）と衰退する脳（高齢者）のバランスが急速に失われつつあり，このさき社会がどう変わっていくのか，とくに高齢者がうまく社会適応していけるかどうかを予測する必要がある．高齢者が自身の年齢を自覚するのはもの忘れであることが多く，これらの経験は加齢によるワーキングメモリ（working memory）機能の低下に拠っていることが多い（もの忘れや行為のし忘れは実際には忘れているわけではなく，うまく検索できないだけのことが多い）．しかし，一方で，すべてのワーキングメモリ課題の成績が低下するわけではないこともわかってきた．認知機能には機能の低下が現れにくいものもあるのである．社会適応に欠かせない高齢者のワーキングメモリ機能を，現状維持あるいは，できれば訓練による強化を図る必要がある．

Ⅰ．ワーキングメモリの容量

　ワーキングメモリは，情報の一時的な保持と処理を同時的に遂行する一時的記憶であり，毎日をスムーズに過ごすのに欠かせない心的機能である．スムーズに送れないというのは，たとえば人の名前が出てこずに，会話がうまく進まなかったり，財布を忘れてきて買い物ができなかったりといった健常成人ならば時々経験する現象を指す．ワーキングメモリには容量の制約があるため，情報が一時的にオーバーフローすると，処理あるいは保持の機能がうまく作動しなくなり，いわゆるもの忘れや行為のし忘れが生じる．多くの場合，通常のワーキングメモリの容量制約に加えて，何らかの理由でさらに負荷が一時的に増えた場合に生じることが多い．ワーキングメモリは「脳のメモ帳」などと呼ばれ日常生活をスムーズに送るために必要不可欠であり，数秒～数日程度の時間，情報を保持することができる．ワーキングメモリを脳のメモ帳にたとえたが，このメモ帳は高齢者の場合，個人差は大きいもののメモ帳自体は小さくなる傾向があることから，新たな事項をメモ帳に書き加えるには，元に

第9章　ワーキングメモリとコグニティブエイジング　127

あった情報の一部を消去して入れ替える必要があることをいっているのである．新たな情報を加えたり，前に保持していた情報をすべてリセットすることは高齢者の場合，とくにむずかしいことが少なくない．実際，健常な青年であっても，最近のワーキングメモリの研究データによれば，情報を生かしながら，一度に保持しておくことができる容量は3つ程度の情報にすぎないといわれている．たとえば，ワーキングメモリのテスト（リーディングスパンテスト）において，文の意味の処理を行いながら同時に保持（記憶）できる単語は平均3語程度にすぎないことがわかっている[10]．このような保持と処理の同時的遂行課題は二重課題と呼ばれている．

Ⅱ．ワーキングメモリの未来志向性

さて，記憶には知識を蓄える宣言的記憶，運動などの技能を蓄える手続き記憶，自分の経験を記憶するエピソード記憶などがあるが，いずれも長期記憶であり，ワーキングメモリのような短期の記憶ではない．ワーキングメモリは，これらの長期記憶をうまく短期の記憶につなぐことで，目標達成に向けて情報を時間的に接着する役割を演じている．つまり記憶にある知識を，現実の目標達成の行動のためにつなぐ脳のメモ帳なのである．ワーキングメモリにはこのほかに，プランを立てて，その優先順位に配慮しながら実行していく行為のための記憶を支える心的能力も含まれ，これは実行系機能と呼ばれている．ワーキングメモリはこの実行系のもとに音韻ループ，視空間スケッチパッドおよびエピソードバッファと呼ばれる下位システムが連携するかたちで形成されるというマルチコンポーネントモデルが提案されている[2]．このモデルでは，言語性のワーキングメモリ（音韻ループ），視空間性ワーキングメモリ（視覚・空間的スケッチパッド）および長期記憶システムをつなぐシステム（エピソードバッファ）が人間の認識と行動，あるいは志向的意識を制御していると考えられている（図9-1）[12]．

近未来に向けてのポジティブな志向性をもつのがワーキングメモリの

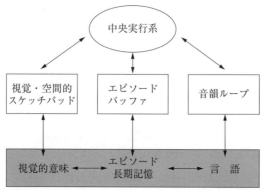

(苧阪満里子：脳のメモ帳；ワーキングメモリ. 新曜社, 東京, 2002)

図9-1 ワーキングメモリのマルチコンポーネントモデル

特徴である．このワーキングメモリの実行系（上記モデルでは，中央実行系と呼ばれる）は脳の前頭前野背外側領域（dorsolateral prefrontal cortex；DLPFC）と呼ばれる領域を中心に働き，その機能は前頭前野が最も成熟期を迎える青年期に頂点に達する．4歳以前の幼児では前頭葉が未成熟のため，あるいは65歳以上では前頭葉機能の衰えのために弱くなることが知られている[17]．

III．ワーキングメモリとエイジングブレイン

本章では，高齢者のワーキングメモリについて，行動的および社会脳科学的視点からみてみたい．行動的データからみると，ワーキングメモリの機能低下による，高齢者のもの忘れや行為のし忘れは，本人が自覚できる時期で調査すると，60歳代以降から徐々に多くなってくる．しかし，個人差が大きく，80歳代になっても青年期と変わらない人から，認知症になりワーキングメモリ課題を遂行するにも，その実施の理解が困難という人まで，さまざまである．行政的な区分で高齢者（65歳以上）という年齢よりも，むしろ科学的にはワーキングメモリテストの成績が低下したとき，あるいは軽度認知障害（mild cognitive impairment；

MCI）検査の得点が悪くなった時期が重要であり，その時期が人によっ
て65歳であったりそれ以降（以前）の年齢であったりするのである．
もの忘れは記憶検査の得点と密接に関係しているのである．また，MCI
検査の得点の低下は認知症へと移行する確率が高いので注意する必要が
ある．一方，社会脳（社会に適応して生きていける脳の基盤機能）の機
能低下は，より広域の前頭葉の機能衰退にかかわることが多いといわれ
る[19]．前頭葉皮質はワーキングメモリの働きにとって最も重要な脳領域
であり，ワーキングメモリのほか，高次な思考，学習や自己認識などの
心的機能の多くは前頭葉の働きを抜きにしては語れない[15,16]．

　ここで，高齢期をもう少し広い視点から眺めてみたい．人生の大半を
占める青年期以降の認知機能の全体的な変化についてみると，やはり
徐々に低下する認知機能が多いが[5,19]，高齢期になっても青年期と同様
のレベルで安定的に保持され続ける認知機能もある．たとえば一般的に，
反応速度が求められるワーキングメモリ課題では青年者と比べて成績の
低下は否定できないが，高齢者がすべての認知機能で劣るわけではない．
たとえば，安定して保持され続ける機能としては心の理論（theory of
mind）がある．とくに，他者の心を読む心の理論の働きを担う社会脳は，
社会に適応して生きていくヒトにとって生涯を通して必須の存在であ
る[4]．この働きは，内側前頭前野（MPFC）を中心とした社会脳が重大な
障害を受けない限り持続すると思われる．その意味で，乳幼児期以降に
形成された心の理論は最も安定した社会脳の働きを終生維持し続けると
いえる[17]．

　高齢者のワーキングメモリの研究分野は最近，コグニティブエイジン
グ（cognitive aging）の立場から，盛んに研究と調査が進められている[8]．
この分野で興味をもたれているものは，なぜあるヒトでは急速にワーキ
ングメモリや記憶一般の機能が低下し，一方，別の人ではそうではない
のか，という個人差に関する疑問である[9,19]．つまり，ワーキングメモ
リの多様な機能が健常高齢者の認知機能の個人差とどうかかわるのかと
いう疑問である．たとえば，ワーキングメモリは多様な心的機能が複合
的に作動することで，効率的な目標の達成が可能になると考えられてい

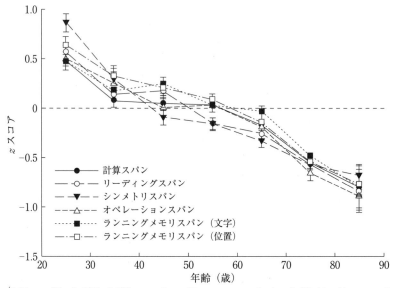

(Salthouse TA : Individual differences in working memory and aging. *In* Working Memory and Ageing, ed. by Logie RH, Morris RG, 1-20, Psychology Press, London, 2015)

図9-2 6種のワーキングメモリ課題の平均値（zスコア）と年齢

るが，ワーキングメモリテストのなかには，反応の速さを求める課題が含まれていることも多い．そうすると，認知機能は青・壮年者と変わらなくても反応や判断の速度が低下した高齢者では見かけの成績が低下する結果になる．このような場合，認知の速さやボタン押しなどの反応時間の速さのテストへの寄与を調整すると健常高齢者と青・壮年者の成績はあまり変わらなくなる可能性があるのである．このような結果から，情報の処理の効率が速さとかかわることがわかってきた．つまり，情報の保持ではなく，処理の速さが高齢者のワーキングメモリのパフォーマンスの足を引っ張っている側面があるのである．個人差についても，ワーキングメモリ容量の高い高齢者と低い高齢者についての，変化検出課題を用いた実験（色の視覚ワーキングメモリ課題）では，高負荷条件下ではワーキングメモリの高い高齢者の成績は低い高齢者の成績よりよいことがわかった[9]．

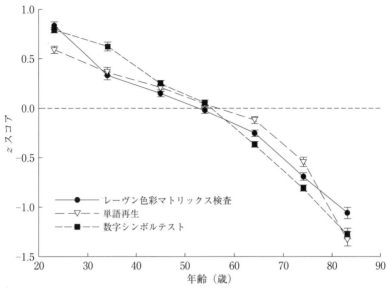

(Salthouse TA : Individual differences in working memory and aging. In Working Memory and Ageing, ed. by Logie RH, Morris RG, 1-20, Psychology Press, London, 2015)

図 9-3 推理（レーヴン色彩マトリックス検査），記憶（語の再生）および速度（数字シンボル）の各課題の平均値（z スコア）と年齢

　一方，高齢者の一般的な成績低下を報告する多くのデータもある．さまざまな年齢で高齢者を含む健常成人のワーキングメモリを検討すると，オペレーションスパン（OSpan）やリーディングスパン（RSpan），ランニングメモリスパン（Running memory）などをそれぞれ 724，1,460 および 1,563 人の若年者から高齢者まで（25〜85 歳）の被験者に行ったところ，どの記憶検査でも年齢に対して直線的に（z スコア）成績が下降することがわかった（図 9-2)[20]．視覚ワーキングメモリについてインターネットで 55,753 人（8〜75 歳）を調査した報告でも，高齢者では成績が低下したことが示されている[3]．また，推理を含むレーヴン色彩マトリックス検査や速さが必要な数字シンボルテストでも，やはり同様の下降傾向が認められた（図 9-3)[20]．

　ワーキングメモリ課題には n-バック課題，バックワード数字スパン

課題，リーディングスパン課題やアップデート課題のようなさまざまな
保持と処理の絡み合う課題があるが，いずれも速さが必要な課題の成績
においては，高齢者では低下傾向が認められるのである．

Ⅳ．前頭葉の働き

　人間の身体的な発達について，たとえば年齢と体重をそれぞれ横と縦
の軸で示した曲線を成長曲線というが，この曲線は生誕から成年期まで
は急激に上昇し，その後安定し，さらに老年期に向けて徐々に下降して
いく．体重の代わりに脳重を測定してみると，新生児でおよそ400ｇで
あった脳は1年でその倍に，そして4〜5歳ではおよそ3倍にも増加す
る．さらに20歳で1,300ｇ前後に達し，その後は中年期から高齢期にか
けて徐々に減少傾向をたどる．とくに，脳のなかでもワーキングメモリ
の働きの中核を担う前頭葉の体積を測ってみると，興味深いデータがう
かがわれる．大脳皮質のなかで前頭葉皮質が占める体積の比率について，
大极ら[11]は新生児から高齢者までの457例の健常者の脳画像で調べたと
ころ，誕生後10歳までは増加が著しく，この時期の比率は成人とさし
て変わらなくなったと報告している．しかし，30歳代から体積比は漸
減傾向を示し，60歳代から緩やかな減少に転じ，80歳以降で急激な減
少に至るという[11]．前頭葉でもとくに前頭前野（prefrontal cortex；
PFC）は人間の一生を通して社会脳を育む重要な諸領域を含む[16,17]．た
とえば，すでにふれた前頭前野背外側領域（DLPFC）や腹外側領域
（ventrolateral PFC；VLPFC），内側前頭前野（medial PFC；MPFC），眼
窩前頭葉皮質（orbitofrontal cortex；OFC）や前部帯状皮質（anterior
cingulate cortex；ACC）などを結ぶネットワークは，社会適応に必要な
認知と行動を制御する実行系機能（executive function）とかかわってい
る[15]．高齢者のワーキングメモリの一般的低下はACCやDLPFCでの
実行系機能の低下がかかわると推定されている．

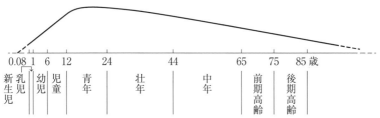

(苧阪直行編：社会脳シリーズ8　成長し衰退する脳；神経発達学と神経加齢学. 新曜社, 東京, 2015)

図9-4 加齢と前頭葉の働きの盛衰についての模式図

V. 実行系機能

　実行系機能にはたとえば，ゴールに向けて計画を立て，その結果を予測する能力や，現在の行動を認知し評価し，その行動を抑制する能力，さらに状況によって社会的な抑制をかける能力などが含まれる．これらの能力には情報を更新したり，注意を適切に切り替えたりする能力がかかわるのである．実行系機能の障害はさまざまな社会的不適応症状をもたらす．前述した他者の心を読む心の理論の基盤形成には臨界期ともいえる4，5歳までの社会脳の成熟が必要であり，これは前頭前野の成熟に伴う実行系機能の発現ともかかわると考えられる一方で，実行系に障害をもつ高齢者では心の理論の働きの低下も認められる．頻繁なもの忘れなどの自覚を伴う記憶障害も，高齢期以降の加齢に伴う緩やかな前頭前野の機能低下がもたらす実行系機能の衰退とかかわっていると推定される．このように，前頭前野の成熟と衰退はヒトの一生における社会適応において重要な役割を果たしている．内外側の前頭前野に加えて，頭頂葉・側頭葉・後頭葉の社会脳関連領域の発達は生誕後，5〜6歳まで驚くべき進展をみせるとともにその後も加速し，20歳前後でピークに達し，その後中年期で活動を維持しつつ，高齢期に向かい徐々に構造的・機能的な衰退が始まるのである（図9-4)[17]．

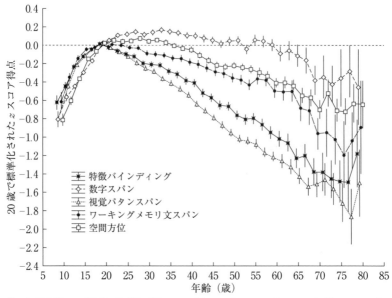

(Logie RH, Horne MJ, Pettit LD : When cognitive performance does not decline across the lifespan. In Working Memory and Ageing, ed. by Logie RH, Morris RG, 21-47, Psychology Press, London, 2015)

図9-5 加齢による5つのワーキングメモリ課題の得点の変化（20歳の得点を基準としてzスコアで表示）

Ⅵ. 高齢者でも低下が緩やかなワーキングメモリ課題

　図9-4のように，前頭葉の働きは青年期をピークとして高齢期に向かって徐々に下降するが，すべての働きが低下するわけではない．図9-5は加齢による5つのワーキングメモリ課題の得点変化を示す[8]．英国放送協会（BBC）の協力のもとで，インターネットで得られた11万人の参加者の得点を8〜80歳までの年齢別に示している（縦のバーはデータのばらつきを示す）．数字スパン（継時的に視覚提示した数字の再生），ワーキングメモリスパンテスト（リーディングスパンテスト：読みながら一連の文の意味を理解し，文末の単語を再生する），特徴バインディングテスト（色，形と位置の特徴の組合せの再生），視覚パタ

第9章　ワーキングメモリとコグニティブエイジング　135

ンスパンテスト（マトリックス上の視覚パタンの再生）と空間方位テスト（ボールを持つ手の方位の特定）の各課題の多くは20歳初期に得点が高い．さらに，数字スパンでは30歳後半にピークがあり高齢期になっても低下しないが，視覚パタンや特徴バインディングでは20歳から低下し続ける．つまり，前頭前野がかかわる5つのワーキングメモリ関連課題の成績は，課題が異なると年齢の影響が異なるのである（図9-5）．数字スパンは，60歳代の高齢者でも若年者とそれほど変わらず，空間方位やワーキングメモリスパンテストなどでも成績低下は緩やかにみえる．これらの課題で成績低下が緩やかな理由は利用できる方略にある．つまり，言語的に憶える方略を使える場合は，著しく低下しない認知機能があるのである．

　課題によって年齢の影響が異なることは，ワーキングメモリが一連の異なる認知機能の集合からなることを示しており，高齢化がすべての認知機能の低下をもたらすという一般的なネガティブな想定を是正する必要があることを示唆している[7,8]．さらに，二重課題（2つの課題を同時に遂行する課題）では高齢者のパフォーマンスは落ちるというのが一般的データであるが，実際は数字スパンテストにみられるように年齢の効果がそれほどでもないことがわかり，このデータも従来の想定とは異なるようである．5種の課題成績の誤差の分布から，高齢者は，たとえば数字スパンでは課題にマッチした方略（とくに言語による方略）で対応しているのに対して，若年者は画一的な方略しか用いていないということもわかった（視覚パタン課題などはそれが逆になる傾向もみられた[6]）．

　高齢者の認知機能が低下しないもう1つの実験を紹介する．スティルスを使ってコンピュータ上をランダムに動く標的を追うという，視覚的追従運動を行いながら，耳で聞いた一連の数字を繰り返す二重課題でも，健常者の場合，図9-6のように単純課題より20〜30%低下は認められるものの，高齢者（28人，57〜72歳）では若年者（20人，20〜31歳）と比較してそれほど成績が低下することはなかった[1]．一方，アルツハイマー病の高齢者では大きく低下することがわかっている[6]．

　興味深いことは，他者からなる社会のなかでの「自己への気づき」が

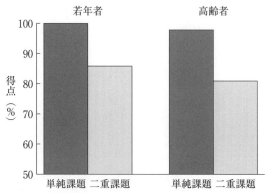

(Baddeley A, Logie R, Bressi S, Della Sala S, et al.: Dementia and working memory. *Q J Exp Psychol A*, 38 (4): 603-618, 1986)

図9-6 健常若年者と健常高齢者が単純課題と二重課題を行った場合の成績比較

脳の前頭前野の成熟途上にある幼児期に始まり，一方，「自己の喪失への気づき」の予兆が前頭前野の機能低下として高齢期に始まることである[17]．高齢者のもの忘れは自己意識の喪失への潜在的おびえとして自覚されるようになる．不幸にもそれが，MCIから，さらに前頭前野や海馬の萎縮に進行すると，自己の崩壊が訪れることになる．ただし，若年者も高齢者もともに社会脳とかかわる認知機能の発達と衰退の個人差はたいへん大きいため，若年者と違わない社会脳を維持する高齢者も多いこと，さらに高齢者も若年者も訓練による改善や他の脳領域の再構造化や補償作用によりリハビリが可能であることも知っておく必要がある[13]．

おわりに

以上，高齢者のワーキングメモリの働きがすべて低下する，という思い込みが必ずしも正しくないことを認知機能の違いや個人差を例にとってみてきたが，やはり平均的には低下していくことは事実である．高齢者については，認知機能の衰退を防ぐ手立てとして，福祉・介護ロボットなどのサービスロボットの開発が待たれる[18]．さらに，身体機能や前

頭前野の働きを高めるブレインマシンインターフェースを用いた技術が進展し，高齢者を助ける情報技術が新たな社会システムとして生まれることも期待されるし，また社会脳の衰えを未然に防ぐさまざまな手立てが開発されることになるであろう．さらに，ワーキングメモリの訓練を行うことで脳の前頭前野の活性値を高め，成績を高めることも可能になると思われるため[13]，このような分野を扱う融合社会脳の研究が進展することを期待したい．

文　　献

1) Baddeley A, Logie R, Bressi S, Della Sala S, et al.: Dementia and working memory. *Q J Exp Psychol A*, **38** (4) : 603-618 (1986).

2) Baddeley A : The episodic buffer ; A new component of working memory? *Trends Cogn Sci*, **4** (11) : 417-423 (2000).

3) Brockmole JR, Logie RH : Age-related change in visual working memory ; A study of 55,753 participants aged 8-75. *Front Psychol*, **4** : 12 (2013).

4) Cabeza R : Cognitive neuroscience of aging ; Contributions of functional neuroimaging. *Scand J Psychol*, **42** (3) : 277-286 (2001).

5) Hedden T, Gabrieli JD : Insight into the ageing mind ; A view from cognitive neuroscience. *Nat Rev Neurosci*, **5** (2) : 87-96 (2004).

6) Logie RH, Cocchini G, Della Sala S, Baddeley A : Is there a specific executive capacity for dual task coordination? ; Evidence from Alzheimer's disease. *Neuropsychology*, **18** (3) : 504-513 (2004).

7) Logie RH, Maylor EA : An internet study of prospective memory across adulthood. *Psychol Aging*, **24** (3) : 767-774 (2009).

8) Logie RH, Horne MJ, Pettit LD : When cognitive performance does not decline across the lifespan. *In* Working Memory and Ageing, ed. by Logie RH, Morris RG, 21-47, Psychology Press, London (2015).

9) Matsuyoshi D, Osaka M, Osaka N : Age and individual differences in visual working memory deficit induced by overload. *Front Psychol*, **5** : 348 (2014).

10) 森下正修，苧阪直行：言語性ワーキングメモリ課題遂行時の情報処理と貯蔵容量．（苧阪直行編）ワーキングメモリの脳内表現，京都大学学術出版会，京都 (2008).

11) 大極　進，段　俊恵，鈴木一正：加齢に伴う終脳外套の体積の変化；前頭葉比率．昭和医学会雑誌，**57** (2) : 127-131 (1997).

12) 苧阪満里子：脳のメモ帳；ワーキングメモリ．新曜社，東京 (2002).

13) Osaka M, Otsuka Y, Osaka N : Verbal to visual code switching improves working memory in older adults ; An fMRI study. *Front Hum Neurosci*, **6** : 24 (2012).

14) 苧阪直行：ワーキングメモリ研究の動向；高齢者を中心に. 老年精神医学雑誌, **25** (5)：491-49 (2014).

15) 苧阪直行（編）：社会脳シリーズ3 注意をコントロールする脳；神経注意学からみた情報の選択と統合. 新曜社, 東京 (2013).

16) 苧阪直行（編）：社会脳シリーズ6 自己を知る脳・他者を理解する脳；神経認知心理学からみた心の理論の新展開. 新曜社, 東京 (2014).

17) 苧阪直行（編）：社会脳シリーズ8 成長し衰退する脳；神経発達学と神経加齢学. 新曜社, 東京 (2015).

18) 苧阪直行（編）：社会脳シリーズ9 ロボットと共生する社会脳；神経社会ロボット学. 新曜社, 東京 (2015).

19) 大塚結喜, 苧阪直行：高齢者のワーキングメモリ；前頭葉仮説の検討. 心理学評論, **48** (4)：518-529 (2005).

20) Salthouse TA : Individual differences in working memory and aging. *In* Working Memory and Ageing, ed. by Logie RH, Morris RG, 1-20, Psychology Press, London (2015).

（苧阪直行）

第10章
高齢者の意思決定

要　約

高齢者の意思決定について行動的意思決定理論の枠組みを用いて解説する．意思決定心理学のテーマにされることが多いフレーミング効果については，高齢者と若年者では選択結果に差がないことを示す研究がある一方，高齢者では保守的な選択を行う実験結果が得られた研究もあり，一定の結論が得られていない．また，行動的意思決定理論の一つの到達点であるプロスペクト理論に関しては，選択確率関数と効用関数への加齢の影響が重要である．選択確率関数については高齢者では確率0と1に対して極端に敏感に反応する確実性効果がより顕著に現れるが，効用関数への加齢研究はほとんど行われていないのが現状である．意思決定に対する情動の影響に関しては，高齢者の認知理論のひとつである社会情動的選択性理論（SST）によれば，加齢に伴って情動調節の役割の重要性が増加し情動の安定性が重視される結果，ヒューリスティック処理が多用されるために必ずしも合理的とは言い難い選択を行うことが予想される．高齢者の意思決定過程にみられるこのような特徴はある意味で「認知システムの脆弱性」ととらえられ，近年の振り込め詐欺被害の増加の一因と考えられる．

Key words：行動的意思決定理論，社会情動的選択性理論，情動調節，
　　　　　　ヒューリスティック処理

はじめに

　本章では，高齢者の意思決定に関する最近の認知心理学の成果を中心に解説することを目的とする．そこで，この目的を達成するために，次の2点の基本方針に従って解説を行う．

①意思決定のなかでも行動的意思決定理論（behavioral decision theory）と呼ばれる考え方を基本に論を進める．

②原則として健常高齢者の意思決定の特徴を他の年齢群との比較によって論じる．

Ⅰ．行動的意思決定理論の枠組み

　人間の意思決定の研究はなにも心理学だけではなく，経済学や社会学，哲学，倫理学などの分野でも行われている．それぞれの分野での興味の対象には自ずと相違があるが，基本的な出発点はいわゆる「合理的な」人間が行う意思決定とはどのようなものであるかということであろう．経済学では合理的な経済人を仮定し，それが行う経済活動についての理論を構築することを試みる．心理学では人間が合理的であるかそうでないかということを意識しなければいけない機会はそれほど多くないが，こと意思決定の研究分野においてはこの点が非常に重要な意味をもってくる．なお，意思決定とは複数の選択肢のなかから自分にとって最良のものを選択する行動を指すこととする．

　意思決定の分野で頻繁に言及される語に規範的意思決定（normative decision）と記述的意思決定（descriptive decision）がある．前者は「合理的な」人間に要請される意思決定であり，後者は「現実の」人間が行っている意思決定を指す．そして，規範的意思決定の根本にあるのは期待効用理論（expected utility theory）である．期待効用理論では，選択肢の効用（utility）と選択肢が選択される確率の2つの値が客観的に定まると仮定し，これらの2つの値をかけ合わせた値を選択肢の期待効用といい，期待効用が最大の選択肢を選択するのが最良の合理的な意思

決定であるとする[8]．ここで効用とは，意思決定者にとって選択肢がも
つ価値を指す．

　ところが，現実の意思決定場面において，人間は個人的なルールやそ
の人なりの技を用いて意思決定を行っており，人間が期待効用理論どお
りの意思決定を行うことはほとんどないことは明らかである．このとき
のルールや技のことをヒューリスティックス（heuristics）という．人
間が規範的意思決定から逸脱して記述的意思決定を行うのは，ひとえに
ヒューリスティックスのなせる技なのである．人間が現実に行っている，
このような意思決定の姿を研究するのが行動的意思決定理論である．

　以下では，最初に記述的意思決定の代表的な現象であるフレーミング
効果を取り上げ，ヒューリスティックスがどのような影響を及ぼしてい
るのかについて述べ，高齢者のヒューリスティックスについて説明する．
次に，同様にヒューリスティックスの影響が大きいプロスペクト理論に
ついて述べる．続いて，高齢者意思決定の分野で近年研究の進捗が著し
い意思決定と情動との関連性について述べる．そして最後に，高齢者意
思決定の観点から振り込め詐欺について述べる．

Ⅱ．高齢者の意思決定とフレーミング効果

　フレームとは，意思決定を行うときの場面や文脈を指す．意思決定を
行うときに場面や文脈の影響を受けることは常識的にもわかるが，影響
の具体的なかたちを明らかにしたのは Tversky と Kahneman[19]である．
彼らは，実験参加者に対して「アジアの疾病問題」といわれる以下のよ
うな2つの文章をそれぞれ異なる実験参加者に提示した[8]．

　　問題1「アメリカで600人を死亡させると予想される珍しいアジア
　　の疾病の流行に対して備えている，と考えてほしい．その疾病と戦う
　　2つの対策が準備されている．各対策の実施結果の科学的に正確な推
　　定は次のようだと仮定する．

　　対策A：200人が救われる

　　対策B：1/3の確率で600人が救われるのに対して，2/3の確率でだ

れも救われない

　さて，どちらの対策を採用するか？」

　問題2「(最初の部分は同一)

　対策Ｃ：400人が死亡する

　対策Ｄ：1/3の確率でだれも死なないのに対して，2/3の確率で600
　　人が死亡する

　さて，どちらの対策を採用するか？」

　この問題の仕掛けを整理すると，まず問題1と2では対策の部分のみ
が異なり，問題1では「救われる」という表現で，問題2では「死亡す
る」という表現で記述されている．そこで，問題1のような表現をポジ
ティブ・フレーム（positive frame）といい，問題2のような表現をネ
ガティブ・フレーム（negative frame）という．さらに，対策ＡとＣで
は救われたり死亡する人数が直接記述されているのに対して，対策Ｂ
とＤでは救われたり死亡する確率で記述されている点が異なる．対策
ＡとＣのような記述をリスクのない選択肢といい，対策ＢとＤのよう
な記述をリスクのある選択肢という．

　さて，対策Ａ〜Ｄにおける救われる人の期待値はすべて200人という
同一の値であることがわかる．したがって，さきに述べた期待効用理論
によれば，対策Ａ〜Ｄのどれも同じ期待値であるから，これら4つの対
策の価値は等しくどの対策も選択される確率は等しいはずである．とこ
ろが，TverskyとKahneman[19]によれば，問題1では対策Ａを選択した
人のほうが多く，問題2では対策Ｄを選択した人のほうが多かった．
すなわち，ポジティブ・フレームではリスクのない選択肢が選択される
のに対して，ネガティブ・フレームではリスクのある選択肢が選択され
るのである．これをフレーミング効果（framing effect）といい，以後
の研究でも同様の結果が得られている．換言すれば，フレーミング効果
は期待人数が同一である対策がその表現によって選択確率が異なるとい
う意味で記述普遍性（description invariance）を満たさず，期待効用理
論から逸脱する現象であるといえる[18]．

　高齢者のフレーミング効果の研究の数は多くない．McCaulら[13]はア

メリカ・ノースダコタ州の65歳以上の住民に対して，ポジティブ・ネガティブ両フレームのいずれかで記述したインフルエンザ予防接種の通知を郵送し予防接種を受けた人の比率を比較した結果，両フレームで比率に有意差はみられずフレーミング効果は認められなかった．この結果に対して，65歳以上の住民はインフルエンザの予防接種を受けることの利点についてはすでに認識しているために，この時点でのフレーミング効果はそれほど大きくなく，それよりも予防接種を実際に受けるための具体的なアクションレターのほうが効果があると考察している．フレーミング効果の有効性には（実験参加者の特性に依存する）タイミングが重要であることを指摘した研究であるといえる．ただし，この研究では高齢者群の実験参加者数は3,000人以上と多数であるが，対照群としての非高齢者群が設定されていないので，比較が不可能である．

　対照群として若年者群を設定し多数のフレーミング課題を設けた研究がMayhornら[12]の研究である．この研究ではポジティブ・フレームにおけるリスクのない選択肢の選択率とネガティブ・フレームにおけるリスクのある選択肢の選択率について先行研究から得られた比率をベンチマークとして若年者群と高齢者群の結果を比較している．その結果，両年齢群間でベンチマークとの相違が観察されたのは16課題中わずか1課題であった．したがって，フレーミング効果に関して年齢による相違はないと結論づけている．

　同様の結果はRönnlundら[16]の研究でも得られている．この研究ではフレーミング課題を3課題用意し，さきに「アジアの疾病問題」の箇所で述べたかたちでフレーミング効果の判定を行っている．その結果，明確にフレーミング効果が観察されたケースは若年者群，高齢者群ともになかったうえに，両群の回答パタンもきわめて類似していることが明らかになった．したがって，この研究でもフレーミング効果に関して年齢による相違はないといえる．

　ところがKimら[11]は興味のある結果を得ている．この研究ではフレーミング課題を2課題設けてポジティブ・ネガティブ両フレームにおけるリスクのある選択肢の選択率を若年者群と高齢者群で比較した．その結

果，若年者群では両課題でフレーミング効果は観察されなかったが，高齢者群では両課題ともフレーミング効果が現れた．

さらに，WatanabeとShibutani[20]はリスクに曝される人数を変えたフレーミング課題を4課題設定し，若年者群と高齢者群で回答パタンを比較した．その結果，若年者群では3課題においてフレーミング効果が観察されたが，高齢者群でフレーミング効果が観察された課題はなかった．高齢者群でフレーミング効果が観察されなかった原因を検討したところ，ネガティブ・フレームにおけるリスクのない選択肢の選択率が若年者群に比べて非常に高いことが明らかになった．すなわち，高齢者はフレームにかかわらずリスクのない選択肢，つまり保守的な選択を行う傾向が強いといえる．

このように，フレーミング効果に対する加齢の影響については一定の結論が得られていないのが現状であるが，フレーミング課題に関する自己関与性や参照点の位置，情報源が重要な要因になるとの指摘[7]もある．

Ⅲ．高齢者の意思決定とプロスペクト理論

本節では「Ⅰ．行動的意思決定理論の枠組み」で紹介した行動的意思決定理論の一つの到達点であるプロスペクト理論（prospect theory）[10]について述べる．とくにプロスペクト理論と加齢との関係についてふれた論文はほとんど見当たらないので，とくにこの点を中心に述べる．

「Ⅰ．行動的意思決定理論の枠組み」において，「期待効用理論では選択肢の効用と選択肢が選択される確率の2つの値が客観的に定まると仮定し，これらの2つの値をかけ合わせた値を選択肢の期待効用という」と述べたが，実は期待効用理論では選択肢の効用関数には上に凸の関数が，選択確率関数には線形関数がほとんど暗黙のうちに仮定されている．

ところが，選択確率関数と効用関数が，期待効用理論が仮定するようなかたちとは異なることが種々の先行研究より明らかになった．そこで，この2つの関数に，以下に示すような非線形関数を採用したのがプロスペクト理論である（これ以外にもこの理論のユニークな点は多々ある

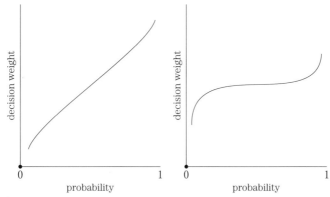

(Peters E, Hess TM, Västfjäll D, Auman C : Adult Age Differences in Dual Information Processes ; Implications for the Role of Affective and Deliberative Processes in Older Adults' Decision Making. *Perspect Psychol Sci*, 2 (1) : 1-23, 2007)

図 10-1　推測される若年者および高齢者の選択確率関数

が）．2つの関数形をそれぞれ図 10-1[15]の左側と図 10-2[7]の A に示す．これらの関数形は主に大学生を実験参加者とした先行研究から推測したものであるので，この関数は若年者の関数であると考えてよい[15]．

　選択確率関数の特徴としては，確率が 0 や 1 のときに実際よりもやや過小にまたは過大に評価される点が挙げられる．一方，効用関数には 2 つの特徴がある．1 つは利得（gain）の場合も損失（loss）の場合も，その絶対値が大きくなるほど評価値の変化が鈍化する点である．これを限界効用逓減の法則（law of diminishing marginal utility）という．無一文のときの 1 万円はとても価値があるが，100 万円をもっているときの 1 万円の価値はそれほど大きくないということである．2 つ目は利得の領域では効用関数が上に凸の関数であるが，損失の領域では下に凸の関数で，しかも関数の曲率（関数の曲がり具合）が損失の領域のほうが大きいという点である．これは，100 万円を手に入れる利得感より 100 万円を損する損失感のほうが大きいことを意味する．これをネガティビティ・バイアス（negativity bias）という．

　選択確率関数と効用関数への加齢の影響について直接実験を行った研

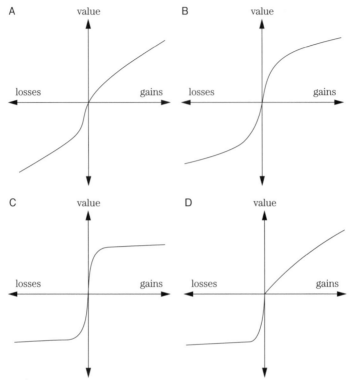

(Hess TM : A prospect theory-based evaluation of dual-process influences on aging and decision making ; Support for a contextual perspective. *In* Aging and Decision Making Empirical and Applied Perspectives, ed. by Hess TM, Strough J, Löckenhoff CE, Academic Press, New York, 2015)

図 10-2　推測される若年者および高齢者の効用関数

究は，後述する Suzuki と Kume[17]の研究を除いて見当たらないが，Peters ら[15]によれば，選択確率関数については高齢者では後述するヒューリスティック処理のウェイトが高くなったり情動の影響が大きくなるために，確率をきちんと精査して評価することを行わない．そのため，確率が 0 や 1 の値以外の評価には変化がみられないのに対して，確率が 0 や 1 に近づくと敏感に反応してしまい過小にまたは過大に評価をしてしまうのである．このときの関数形を図 10-1 の右側に示す[15]．確率が 0 や 1 に

第10章 高齢者の意思決定　147

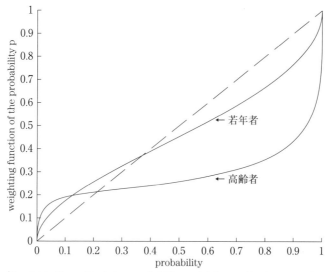

(Suzuki A, Kume K : Aging, probability weighting, and reference point adaptation ; An experimental study. GCOE Discussion Paper Series, Discussion Paper No.9 : 1-17, 2008)

図 10-3　実験によって得られた若年者および高齢者の選択確率関数

対して敏感に反応することを確実性効果（certainty effect）というが，高齢者では確実性効果が若年者より極端に現れやすいので，「必ず儲かりますよ」とか「絶対損はしませんから」というようなセールストークに弱いために，詐欺的な金融商品の被害に遭ったり振り込め詐欺の被害者になる原因のひとつに考えられる．高齢者の意思決定と振り込め詐欺については，のちの第V節で述べる．

　Suzuki と Kume[17]は若年者群と高齢者群に対して行った実験によって両群の選択確率関数を得ている（図 10-3）．それによれば，高齢者は若年者に比べて確率 0 の値を過大評価し，確率 1 の値を過小評価する程度が大きいことがわかる．この図を見ると，図 10-1 の右側のグラフと非常に類似していることがわかる．Peters らが先行研究より予想した高齢者の選択確率関数が実験事実によって検証されたといえる．

　効用関数については，Suzuki と Kume の研究でも両年齢群で所与の

同一関数を用いており，実験によって効用関数のパラメータ推定を行っているわけではない．効用関数の形に対して影響を与えていると思われる要因はもちろん多数考えられるが，ここでは後述する情動と情報処理方略の2点から考えると，図10-2に示すように4種類の形が想定される．もし利得（gains）と損失（losses）の量と主観的な価値とが完全に比例するとするならば，もちろん効用関数は線形になる．ところが，前述したようなプロスペクト理論による効用関数の特徴に従えばAのような関数形が得られる．一方，affective resiliency[15]に従い，加齢に伴って後述のシステマティック処理（systematic processing）が衰えると仮定するならば，効用関数における凸性が極端になりBのような関数形が得られることになる．さらに，社会情動的選択性理論（socioemotional selectivity theory；SST）に従って，加齢に伴って情動の影響が大きくなると仮定するならばCのような関数形が考えられる．最後に，選択・最適化・補償モデル[1]に従い，加齢に伴い損失に対する選択的な情動の影響が大きくなると仮定するならばDのような関数形が考えられる．このように，理論に基づいた効用関数についてのいくつかの予想は可能であるが，加齢に伴う効用関数の変化に関する研究は少なく，今後の研究を待たなければならない．

Ⅳ．高齢者の意思決定と情動

　意思決定のように合理的・論理的に行わなければならない行動と情動や感情，情緒などは長らく「相性が悪い」ものとされてきたが，近年研究が進み多くの知見が得られている．本節では，意思決定を二重システム・モデル（dual system model）およびSSTに関連づけて論じるなかで，高齢者では情動がそこにどのように関係するかについて論じる．

　現代心理学では人間の心の働きを情報処理過程としてとらえる考え方が主流になっているが，この情報処理過程は次の2つに分けられる．研究者によりさまざまな命名がなされているが，ChenとChaiken[5]に従ってシステマティック処理とヒューリスティック処理（heuristic process-

ing）と呼ぶことにする．前者は時間をかけて情報の吟味をし，論理的
に判断を下したり情報処理を行う過程を指すのに対して，後者はヒュー
リスティックスや直観を用いて比較的短時間で意思決定を行う過程を指
す．このように，システマティック処理では最適な選択肢が得られる可
能性が高い代わりに認知負荷も高い．一方，ヒューリスティック処理で
は認知負荷が低い代わりに必ずしも最適な選択肢が得られるとは限らな
い．このように人間は性質の異なる2つの情報処理様式を適宜使い分け
ているという考え方を二重システム・モデルという．

　そこで，この2つの情報処理様式の年齢変化を考えると，認知負荷が
高いシステマティック処理は年齢の増加とともに衰えることは先行研究
から明らかである．しかし，ヒューリスティック処理の年齢変化につい
ては，まだ一定の結果が得られているとは言い難い．また，2つの情報
処理様式のうち情動がかかわるのは明らかにヒューリスティック処理の
ほうである．そこで，高齢者の認知過程における情動の重要さに注目し
たSSTを次に紹介し，SSTからヒューリスティック処理の年齢変化に
ついてふれることにする．

　SSTによれば，高齢者は残された人生が残り少ないために情動の安定
性を最大の目標にする．そのため，情動の安定性に寄与する情報に接近
したり，逆に情動の安定を乱す要因を避けたりするのである[4]．たとえ
ば，高齢になると若いころのように人間関係を広げることは少なくなり，
肉親や限られた友人中心の小規模な関係に縮小する場合が多いが，これ
は新しい人間関係により新奇な情報にふれることよりも情動の不安定を
引き起こす可能性が高まることのほうを避けるためであり，SSTに合致
している．また，高齢者はポジティブな情報に注意を向けたりそれが記
憶に残る傾向が多くなる一方で，ネガティブな情報を避けることが多く
なる．これを積極性効果またはポジティビティ効果（positivity effect）
という．このように，SSTによれば情動の影響を受けるヒューリスティ
ック処理に対する認知資源の配分が増加し，その結果，加齢に伴うヒ
ューリスティック処理の使用の増加が予想されるのである．要約すれば，
SSTによれば加齢に伴って意思決定における情動調節（emotional regu-

lation）の役割の重要さが増し，その結果，ヒューリスティック処理の出番が増え，若年者とは異なった決定結果を得たり，必ずしも最適な解とはいえない結果を得るのである [15]．

V．高齢者の意思決定と振り込め詐欺

被害金額および被害件数の増加にもかかわらず，振り込め詐欺に関して心理学からのアプローチを行った研究で学会誌に発表が確認された論文は，わが国では永岑ら [14] と八田ら [6] があるのみである．

永岑らは高齢者の意思決定に関する神経科学的な研究をレビューし，前頭前野腹内側部の機能低下がシステマティック処理の遂行困難を引き起こし，結果的にヒューリスティック処理の優位性をもたらしていると推測している．そのうえで，振り込め詐欺犯からのアプローチがあると，優位になったヒューリスティック処理によって詐欺犯の話すことが自動的に処理され，その結果，詐欺犯の話を信用し，大金を支払って自分の身内を助けたつもりになると説明する．このように，前頭前野の機能低下によるヒューリスティック処理の優位性に振り込め詐欺被害の基本的な原因を帰しているが，詐欺犯の話を信用することはすなわち詐欺犯に対して信頼感をもつことであり，また身内を助けたいという思いは SST が予想する積極性効果の現れであると解釈することもできるとしている．

他人に対する信頼感と騙されやすさとの関係について中高年者を対象に詳細に検討を加えた研究が，八田らによって行われた．この研究は質問紙調査による高次脳機能と騙されやすさ（騙された経験と騙されやすさの自己評価の2項目）と，独自に開発した信頼感尺度（下位尺度として他者信頼・不信・自己信頼を設定）の得点間の関係を検討したものである．その結果，高次脳機能と騙されやすさは関連性が弱いこと，高次脳機能と他者信頼は正の相関があることが明らかになった．また，興味深いのは，信頼感と騙されやすさとの関係である．常識的に考えると信頼感が高い人ほど騙されやすいといえるが，騙されやすさの2項目と正の相関があったのは不信の下位尺度のみであった．すなわち，他者を信

頼しやすいと騙されやすいのではなく，逆に不信が高いほど騙されやすいこと，換言すれば他者を信頼するほど騙されにくいことを意味する．これは他者への信頼が高い人は「他者の行動を正しく予測でき，適切な社会的判断が可能であること」（八田ら[6]，542頁）を意味する．

おわりに

　本稿は行動的意思決定理論からの解説に重点をおいたため，原因帰属や自己効力感などと意思決定との関連性についてはふれなかった．また，認知症高齢者の意思決定についても，老年精神医学の専門家のほうがむしろふさわしいのではないかと思い割愛した．それから，海外の研究は数例あるものの，わが国では老年心理学の領域では本格的な研究はまだ見当たらないためにふれなかったが，経験抽出法（experience sampling method）を用いた実験室外でのリアルタイムデータの収集も，活力ある高齢者が増加している現状を考えると可能であるように思われる[2,3,9]．高齢者意思決定の領域はまだまだデータ量が十分でない分野が多く，今後の発展が待たれる．

文　献

1) Baltes PB : On the incomplete architecture of human ontogeny ; Selection, optimization, and compensation as foundation of developmental theory. *Am Psychol*, **52**（4）: 366-380（1997）.
2) Brose A, Ebner-Priemer UW : Ambulatory assessment in the research of aging ; Contemporary and future applications. *Gerontology*, **61**（4）: 372-380（2015）.
3) Cain AE, Depp CA, Jeste DV : Ecological momentary assessment in aging research ; A critical review. *J Psychiatr Res*, **43**（11）: 987-996（2009）.
4) Carstensen LL, Isaacowitz DM, Charles ST : Taking time seriously ; A theory of socioemotional selectivity. *Am Psychol*, **54**（3）: 165-181（1999）.
5) Chen S, Chaiken S : The heuristic-systematic model in its broader context. *In* Dual-Process Theories in Social Psychology, ed. by Chaiken S, Trope Y, Guilford Press, New York（1999）.
6) 八田武俊，八田武志，岩原昭彦，八田純子ほか：中高年における高次脳機

能，信頼感と騙されやすさの関連．心理学研究，**85**（6）：540-548（2015）．

7) Hess TM : A prospect theory-based evaluation of dual-process influences on aging and decision making ; Support for a contextual perspective. *In* Aging and Decision Making Empirical and Applied Perspectives, ed. by Hess TM, Strough J, Löckenhoff CE, Academic Press, New York（2015）.

8) 広田すみれ，増田真也，坂上貴之（編）：心理学が描くリスクの世界；行動的意思決定入門　改訂版．慶應義塾大学出版会，東京（2006）．

9) Hoppmann CA, Riediger M : Ambulatory assessment in lifespan psychology. *European Psychologist*, **14**（2）: 98-108（2009）.

10) Kahneman D, Tversky A : Prospect theory ; An analysis of decision under risk. *Econometrica*, **47**（2）: 263-292（1979）.

11) Kim S, Goldstein D, Hasher L, Zacks RT : Framing effects in younger and older adults. *J Gerontol B Psychol Sci Soc Sci*, **60**（4）: 215-218（2005）.

12) Mayhorn CB, Fisk AD, Whittle JD : Decisions, decisions ; Analysis of age, cohort, and time of testing on framing of risky decision options. *Hum Factors*, **44**（4）: 515-521（2002）.

13) McCaul KD, Johnson RJ, Rothman AJ : The effects of framing and action instructions on whether older adults obtain flu shots. *Health Psychol*, **21**（6）: 624-628（2002）.

14) 永岑光恵，原　塑，信原幸弘：振り込め詐欺への神経科学からのアプローチ．社会技術研究論文集，**6**：177-186（2009）．

15) Peters E, Hess TM, Västfjäll D, Auman C : Adult Age Differences in Dual Information Processes ; Implications for the Role of Affective and Deliberative Processes in Older Adults' Decision Making. *Perspect Psychol Sci*, **2**（1）: 1-23（2007）.

16) Rönnlund M, Karlsson E, Laggnäs E, Larsson L, et al.: Risky decision making across three arenas of choice ; Are younger and older adults differently susceptible to framing effects? *J Gen Psychol*, **132**（1）: 81-92（2005）.

17) Suzuki A, Kume K : Aging, probability weighting, and reference point adaptation ; An experimental study. GCOE Discussion Paper Series, Discussion Paper No.9 : 1-17（2008）.

18) 竹村和久：フレーミング効果の理論的説明；リスク下での意思決定の状況依存的焦点モデル．心理学評論，**37**（3）：270-291（1994）．

19) Tversky A, Kahneman D : The framing of decisions and the psychology of choice. *Science*, **211**（4481）: 453-458（1981）.

20) Watanabe S, Shibutani H : Aging and decision making ; Differences in susceptibility to the risky-choice framing effect between older and younger adults in Japan. *Japanese Psychological Research*, **52**（3）: 163-174（2010）.

第 10 章　高齢者の意思決定　153

【さらに学習を深めたい方のために】

1) Peters E, Dieckmann NF, Weller Age J : Differences in complex decision making. *In* Handbook of the Psychology of Aging, ed. by Shaie KW, Willis SL, Academic Press, New York（2010）.

2) Hess TM, Strough J, Löckenhoff CE（eds.）: Aging and Decision Making Empirical and Applied Perspectives. Academic Press, New York（2015）.

（渡部　諭）

第11章

高齢者の社会関係・社会活動

――――――― 要　約 ―――――――

本章では，社会関係・社会活動に関する概念整理を行い，心身の健
康への影響についての知見を紹介する．まず，社会関係については，
構造的側面として社会的ネットワーク，社会的統合，社会的孤立を，
機能的側面としてはソーシャルサポート，コンパニオンシップ，ネ
ガティブな相互作用の概念を紹介し，これらが健康に影響を与える
メカニズムとして想定される行動・心理・生理的経路について説明
した．さらに，社会活動，社会参加，余暇活動，プロダクティブな
活動（ボランティア，就労，介護，育児など）の概念整理を行い，
心身の健康への影響についての研究をレビューした．良好な社会関
係をもつことや活動への参加は，高齢者の健康維持への効果が期待
できる反面，関係の性質や参加の仕方によっては健康を害する可能
性も示されている．高齢者の社会的孤立の防止やプロダクティブな
活動の推進にあたっては，この点への注意も必要である．

Key words：ソーシャルサポート，社会的統合，社会的孤立，プロダク
　　　　　　ティブな活動，健康

はじめに

　高齢者が人とのつながりをもつことや積極的な社会的役割を果たすこ
とは，病気や病気に関連した障害になる可能性の低さ，認知的・身体的

な機能の高さと並んで，サクセスフルエイジングの重要な要素とされている[51]．さらに，人とのつながりや社会的な活動への参加自体が，心身の健康によい影響を及ぼすことが，多くの研究で示されてきた．

本章では，人とのつながりと，どのような活動をするかという2つの視点で，それぞれについての概念整理を行い，心身の健康への影響に関する知見を紹介する．これらの研究の対象は，高齢者に限られるわけではないが，健康の維持は高齢期の大きな課題であり，高齢者を対象とした多くの研究が蓄積されている分野である．

I．人とのつながり
── 社会関係への着目 ──

1．構造的・機能的側面からの概念的整理

社会関係（social relationships）は，対人的な相互作用や交流に関する多くの概念を包含する包括的な概念であるが[1]，大別すると構造的側面と機能的側面に分けられる．

構造的側面は，関係の比較的客観的，量的な側面であり，関係の有無や数（配偶者の有無，友人数など），接触頻度（会う頻度，電話で話す頻度など）や地理的近接性などによって測定される．「社会的ネットワーク（social network）」は，社会関係の構造的側面に着目する際に用いられ，関係の数（人数）はネットワークサイズと呼ばれる．高齢者研究では，ある個人（高齢者）を中心として，その人が周囲にもつ関係を分析することが多いが，本来のネットワーク分析には，二者（三者）関係を分析単位としたり，ネットワーク全体に注目して，ネットワーク内部の複数の個人間の関係構造を，ネットワーク密度や同質性といった指標を用いて記述する分析が含まれる[69]．

社会的つながりの有無や量，またはつながりをもつ程度を表す「社会的統合（social integration）」も構造的な指標であるが，「複数の役割への関与」と定義する研究者もいる[38]．つまり，社会的統合の高さは，配偶者などの単一の関係だけでなく，家庭外にも多様な関係をもつことを

意味しており，後半で紹介する社会活動への参加を含めて測定される．また，「社会的孤立（social isolation）」は，他者との接触が乏しいという客観的な状態であり，主観的な状態である孤独（loneliness）とは区別されている[60]．もっとも，「孤立」とする基準は研究により異なる[52]．

　他方，社会関係の機能的側面は，互いの間でどのような資源やサービスがやりとりされているかという，関係の質的側面を反映しており，典型的には「ソーシャルサポート（social support，以下，サポート）」の問題である．サポートについては，交換される資源の内容によりさまざまな種類に分類されているが，大きくは，共感，励まし，好意，敬意などを示す情緒的（emotional）サポートと，サービスや実体的な援助を提供する手段的（instrumental）サポートの2つに区別され，さらに情報的サポートが加わることもある[49]．なお，サポートを構造的サポートと機能的サポートに区別する研究者もいるが（詳細は杉澤[58]の総説を参照されたい），この場合の機能的サポートが本稿のサポートに，構造的サポートが社会的ネットワークや社会的統合に対応する．混乱を避けるため，本章では「社会関係」を構造的・機能的側面を含む上位概念として位置づけた．

　別の機能的側面としては，楽しい相互作用の時間や余暇をともに過ごすことを意味する「コンパニオンシップ（companionship）」が，サポートとは概念的に区別される[49]．高齢者の場合，サポートを提供してくれる相手は，配偶者や子どもが多いが[23]，余暇活動を一緒にするコンパニオンとしては，友人も重要な存在である[43]．

　しかしながら，他者との間でやりとりするのは，好ましい資源やサービスばかりではない．効果的でない援助，過度の援助，望まない，不愉快な相互作用（非難，プライバシー侵害等）など，社会関係にもネガティブな側面がある[50]．これらは「ネガティブな相互作用（negative interaction/exchange）」と呼ばれている．

2．社会関係の心身の健康への影響

1）心理的なウェルビーイングとの関連

高齢期には配偶者との死別や，家族や自身の病気など，ストレスフルな出来事を経験することも多い．周囲からサポートを得られる人は，状況を脅威に感じなかったり，効果的な対処方略を選択できたりする可能性が高まることで，抑うつや不安などのネガティブな心理的反応が抑えられると考えられる[8]．Cohen と Wills[8]の文献レビューによると，ストレスが高い状況で，サポートが心身の健康への悪影響を緩和するストレス緩衝効果（stress buffering effect）は，必要なときにサポートを受けられると期待する，サポートの入手可能性を測定した研究で支持されている．

一方，社会的統合の程度は，ストレスの高低にかかわらず心理的に良好な状態（ウェルビーイング）を高める傾向がある[8]．Cohen[7]は，社会的統合の効果について，人々がさまざまな役割における期待に応えることを通して，アイデンティティや自己を尊重する感覚などが促されることや，他者との相互作用が，ポジティブな感情を生じさせたり，ネガティブな感情を和らげたりすることを指摘している．この点に関しては，Berkman ら[2]も，社会的関与（social engagement）について同様の説明をしている．

さらに，Cohen の 2004 年の論文[7]では，サポートと社会的統合に加えて，ストレスを引き起こすネガティブな相互作用を，社会関係の重要な構成概念のひとつに位置づけている．ネガティブな相互作用がウェルビーイングを低める効果は，ポジティブな相互作用がウェルビーイングを高める効果以上に強いとの指摘[49]もある．

また，上述のとおり，ストレス緩衝効果は，サポートの入手可能性という，知覚された（perceived）サポートについて認められる一方，実際に受領した（received）サポートについては，必ずしもよい効果が示されていない．たとえば，日常生活動作（activities of daily living；ADL）に障害のある高齢者を対象とした研究[42]において，男性で自立欲求の強い人では，過去1か月のサポート受領頻度が高いほど抑うつが高

く，ポジティブな感情や自尊心が低い傾向がみられた．高齢者の抑うつに関する国内外の研究を検証した増地と岸[34]によれば，情緒的サポートでは，期待，実際の受領ともに多いほど抑うつが低く，期待できる手段的サポートについても同様であったが，実際に受領している手段的サポートについては多いほど抑うつが高い傾向がみられた．

　人は返報することがむずかしい状況で援助を受けることは苦痛であり[66]，援助を受けることは自尊心への脅威にもなる[10]．これらの心理学の理論は，一方的にサポートを受けるだけでなく，提供する側にもなるという授受のバランス（互恵性〈reciprocity〉）の重要性を示唆している．高齢者対象の研究では，サポートの受領より提供が多い場合や，提供より受領が多い場合に比べて，互恵的である場合に孤独感が低い[48]，あるいは生活満足度が高い[31]との報告があるが，サポートの種類や相手との間柄によっても結果が異なる[48]．

2）身体的健康への影響とメカニズム

　Berkman と Syme[3]が，9 年間の縦断研究（同じ対象者を追跡調査する研究〈longitudinal study〉）から，年齢や初回時の健康状態などの影響を調整しても，社会的統合が低い人ほど早期に死亡しやすいことを明らかにして以来，社会関係と死亡率との関連については多数の研究報告がなされてきた．Holt-Lunstad ら[18]が 2010 年に発表した 148 研究についてのメタ分析（複数の研究を統計的に統合する手法）の結果によると，社会関係が豊かな人が生き残る確率は，そうでない人に比べて平均 1.5 倍も高く，社会関係の測定方法別では，複合的な社会的統合の指標を用いた場合に 1.9 倍と最大であった．さらに彼らは，別のメタ分析[19]から，社会的孤立（客観的孤立）と孤独（主観的孤立）は，同じくらい死亡のリスクを高めることを明らかにした．社会的孤立と孤独の相関は高くないことから，孤立と孤独の両方への対策が必要であると指摘している．

　これらの結果は，社会関係が死亡に至るまでの経路は単一ではなく，複数あるという見方とも一致する．図 11-1 は，先行研究[2,62]を参考に，社会関係が身体的健康に影響を与えるメカニズムとして想定される，行動的，心理的，生理的経路を図示したものである．行動的過程を経る経

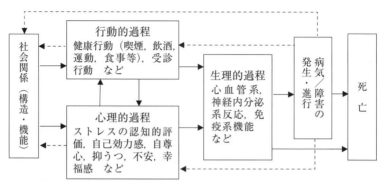

(Uchino[62]ほか先行研究の議論を参考に作成)
図 11-1 社会関係の身体的健康への影響において想定されるメカニズム

路では，社会関係がある人ほど，運動（身体活動），食事，喫煙，飲酒，受診などの点で，健康によい行動をとったり，健康を害する行動を避けたりすることで健康が保たれる．心理的な経路については前述のとおりであるが，ストレスにうまく対処できず，ストレッサーに曝され続けると，抑うつなどのネガティブな感情が高まるだけでなく，血圧上昇や免疫力低下などの病理的な生理的反応が起こり，病気の発症に至ることもある．また，ストレスは，飲酒量が増えるなどの不健康な健康行動を介して，これらの生理的反応や病気にも影響を与える[7]．社会関係と心血管系，神経内分泌系，免疫系機能との関連（生理的経路）はUchinoら[61]の総説に詳しい．

　健康アウトカムのひとつである疾患について，少なくとも心血管系疾患（心筋梗塞など）では，社会関係と病気の発症との関係についての結果は一貫しないものの，病気の予後との関連を示す研究は多く，情緒的サポートを得られる人ほど一定期間後の生存率が高い[53]．高齢者のADLや身体機能の低下への影響については，ネットワークサイズが大きいほど，友人との接触があるほどADLや身体機能の低下が小さいとの報告[36,37,64]がある一方で，情緒的・手段的サポートの効果は有意でなかったり[36,64]，逆に，手段的サポートを受けていた人ほど障害発生のリスクが高かった[37,54]との報告がある．また，社会関係を多くもつことが，

第 11 章　高齢者の社会関係・社会活動　161

認知症 [11]や，認知機能の低下 [70]を抑える効果も示されている．

　他方，社会関係から死亡へと至る一方向の関係だけでなく，病気・障害の発生や進行が，行動的・心理的過程を介して，あるいは直接的に社会関係に影響を与える（例：病気のために抑うつ的となり人と会わなくなる，障害の発生によって家族からサポートを受けるようになる，など）といった逆方向の関係も存在するであろう（図 11-1 の点線の矢印）．

　社会関係が身体的健康に影響を与えるメカニズムについては，研究初期 [3]から関心が向けられてきたが，いまだに解明されたとは言い難い [63]．2000 年代なかばごろからは，中高年を対象とした大規模な社会科学的な縦断研究（たとえば Health and Retirement Study〈HRS〉，URL : http://hrsonline.isr.umich.edu/）でも，血圧測定や採血キットを用いたバイオマーカー測定が導入されるようになっており，生理的過程を含む複雑な経路の解明に一歩近づくことが期待される．

Ⅱ. 活動内容への着目

1. 概念的整理：社会活動，社会参加，余暇活動，プロダクティブな活動

　「社会活動（social activity）」と「社会参加（social participation）」は，各用語が含む活動の範囲が研究間で一致しておらず，明確な区別がむずかしいものの，一般的には，社会参加はより広い概念である社会活動の一部として位置づけられている．

　たとえば，Levasseur ら [29]は，エイジングや高齢者に関する論文で用いられている社会参加に関連する用語の概念定義を内容分析し，社会活動を他者との関与のレベルと活動目的に基づき表 11-1 の 6 つのレベルに分類した．このうち，他者との相互作用を伴うレベル 3〜6 を社会参加，さらにレベル 5 と 6 を社会的関与（engagement）としている．活動目的については，レベルが高いほどより公的な目的となっている．一方，橋本ら [15]は，高齢者の社会活動指標の開発にあたり，社会活動を「家庭外での対人活動」と定義したうえで，「仕事」「社会的活動」「学習

表 11-1　2 つの研究例における高齢者の社会活動の分類と対応

Levasseur ら（2010）[29]		橋本ら（1997）[15]	
分類	内容（括弧内は具体例）	分類	具体的項目
レベル 1	他者とつながる準備段階として，一人で行っている日常の活動（ADL，手段的 ADL〈IADL〉，一人でのテレビ視聴等）		
レベル 2	直接的な接触はないが，他者が周囲にいる活動（近隣の散歩等）		
レベル 3	他者との社会的接触はあるが，特定の活動を一緒にしているわけではない（支払いのための店員との相互作用等）	個人的活動	①近所付き合い，②近所での買い物，③デパート，④近くの友人訪問，⑤遠くの友人訪問，⑥国内旅行，⑦海外旅行，⑧お寺参り，⑨スポーツ，⑩レクリエーション
レベル 4	共通の目標のために，他者と協同して活動する（テニスなど，大半のレクリエーション活動）	学習的活動	①老人学級，②カルチャーセンター，③市民講座，④シルバー人材センター
レベル 5	特定の個人や集団を助ける活動（介護・育児，ボランティア等）	社会的活動	①地域行事，②町内会活動，③老人会活動，④趣味の会の活動，⑤奉仕活動，⑥特技などの伝承活動
レベル 6	より幅広く社会に貢献する市民活動（政治組織への参加等）		
		仕事	

（Levasseur M, Richard L, Gauvin L, Raymond É : Inventory and analysis of definitions of social participation found in the aging literature ; Proposed taxonomy of social activities. *Soc Sci Med*, 71（12）: 2141-2149, 2010；橋本修二，青木利恵，玉腰暁子，柴崎智美ほか：高齢者における社会活動状況の指標の開発．日本公衞誌，44（10）: 760-768，1997 より作成）

的活動」「個人的活動」の 4 側面に分けた．狭義の社会活動（社会参加，奉仕活動）に対応するのは，このうちの「社会的活動」としている．Levasseur らの研究とは分類軸が異なり，活動の階層性も想定していないため，完全に対応させることはむずかしいが，4 側面の具体的な測定

項目からは，おおむね表 11-1 のような対応があると考えられる．

　また，「社会参加」について国内外の研究で用いられている概念定義を検討した杉原[56]によれば，社会参加に「集団で行っている諸活動への自発的な参加」を含む点は研究間で一致しているが，私的な対人交流や個人的に行う社会文化的な活動，就労を含めるかについては意見が分かれている．さらに，社会活動には家族や親族のみとかかわる活動は含めないほうがよいとの意見[45]もある．

　他方，「余暇活動（leisure activity）」とは，生理的に必要な活動（睡眠・食事など）や仕事・家事などの拘束時間を除いた自由時間に自発的に行う活動であり，社会活動と共通の活動を含む．余暇活動は活動内容別に検討されることが多く，運動などの「身体活動（physical activity）」，読書，学習，ボードゲームなどの「知的活動（mental activity，研究により intellectual または cognitive activity）」，友人・近隣との交流などの「社会活動」などに区分されている[67]．

　「プロダクティブな活動（productive activity）」は，有償か無償かにかかわらず，財やサービスを生み出す活動であり，就労はもちろん，ボランティアや，家事，子どもの世話，家族や友人への援助も含まれる[16]．Butler は，編書『プロダクティブ・エイジング』[5]のなかで，「エイジングについての考え方の枠組みを『依存性』（依存，介護，社会的コスト）だけではなく，『生産性』（productivity）という発想に転換すべき」と主張している．このように，高齢者の productivity とは，本来，年齢差別や雇用の障壁などによって，高齢者が社会から十分に活かされていないことへの批判として提唱されたもので，高齢者のもつ広い意味での潜在的な「生産性」に着目したものである．

　前述の社会参加との関連でみると，組織に属して行うボランティア活動は，「集団で行っている諸活動への自発的な参加」という狭義の社会参加[56]にも，プロダクティブな活動にも含まれる．他方，就労，個人的にするボランティア活動，家族への援助（家事，介護，育児など）は，狭義の社会参加には含まれないが，プロダクティブな活動には含まれる．対照的に，趣味・学習のサークル活動など，本人の利益・関心のために

行われるグループ活動は，プロダクティブな活動には含まれないが，社会参加には含まれる．

2．活動内容別にみた心身の健康への影響

1）グループ活動と余暇活動

　グループ（集団，組織）への参加は，多様なつながりの指標である社会的統合にも含まれている．活動内容やメンバー間の関係性はグループにより異なるため，心身の健康への効果もグループ次第ではないかと思われるが，グループの種類別に検討した研究は多くない．平井ら[17]は，定型的グループ参加（政治・同業・宗教団体，老人会・自治会）と自主的グループ参加（消費者団体，ボランティア，スポーツの会，趣味の会）に分け，3年後の要介護認定のリスクを高めていたのは自主的グループへの「参加なし」であったとしている．アメリカの縦断研究では，宗教関係の組織でのボランティアのほうが，それ以外の組織でのボランティアよりも，精神的・身体的健康維持に強い効果があることが示された[39,41]．

　次に余暇活動であるが，高齢者における認知機能との関連について1991～2011年に公表された論文をレビューしたWangら[67]によれば，知的活動や身体活動への参加が認知機能の低下を防ぐ効果は比較的一貫して示されているが，認知症の発症を抑制する効果についての証拠はまだ十分ではなく，とくに無作為割付試験（RCT）を用いた介入研究によるものが少ない．社会活動に関しては，6研究中3研究が認知機能低下の予防的効果を示したが，残りは有意な効果がみられず，結果が一貫していないと述べている．

2）家庭外でのプロダクティブな活動

　ボランティア活動を通して，高齢者の身体的・知的・社会的活動を活性化させ，認知機能の維持や改善を目指そうとする介入研究もある．代表例は，高齢者が小学校でボランティア（子どもの読書支援など）をするExperience Corps（EC）プログラムであり[6]，日本でも同様の試みがある[12]．

ボランティア活動が高齢者の心身の健康に与える効果については，観察型の縦断研究から多くの知見が蓄積されており，おおむねポジティブな結果が得られている．すなわち，ボランティア活動に参加している高齢者は，参加していない高齢者に比べて，その後の生活満足度[65]や主観的健康度[32,39,65]が高く，抑うつが低い[14,30,39,41,57]など，心理的・精神的に良好であることに加え，身体機能やADLの障害[30,32,39]，虚弱（フレイル〈frailty〉）化[20]，死亡[32,40,55]のリスクが低い．研究数はまだ十分ではないが，心血管系疾患のリスクを高める高血圧[4,59]や炎症マーカー（C反応性タンパク〈C-reactive protein ; CRP〉）[22]との関連も指摘されている．

ボランティアが身体的健康に影響を与えるメカニズムとしては，ボランティア活動への参加によって，社会的接触（サポートを含む），身体活動，自己に関するポジティブな心理的傾向や信念（コントロール感，自己効力感など），精神的健康が促されることが想定されている[32]．

一方，ボランティア活動の時間量に関しては，心身の健康への効果は中程度の活動時間の場合に最大で，一定時間以上のボランティアをした人の健康は，非参加者と差がないとした研究が複数あり，活動時間は長いほどよいわけではない．もっとも，「中程度」とは，年に40時間未満[40]，100時間未満／以下[14,39,59,65]，800時間未満[68]など研究によるばらつきが大きい．対象者の特性（年齢など），アウトカムとなる健康指標，質問方法や用意された選択肢の違いによるのかもしれない．

有償のプロダクティブな活動，つまり就労と健康との関係については，ボランティア活動ほど結果が一貫していない．たとえば，Luohら[32]の研究では，年に100時間以上働いた高齢者は，それ未満の人に比べて，主観的健康が良好で，ADL障害，死亡のリスクが低かったが，別の研究では，就労とフレイル[20]，CRP[22]との関連はみられなかった．

日本の高齢者を対象とした研究では，就労によるADL障害発生の抑制効果が男性高齢者のみでみられたり[13]，就労者ほど抑うつが低く，退職により抑うつ的になる傾向が男性のみで示されている[57]．しかし，生活満足度については，横断的な分析ではあるが，就労者が非就労者より高い傾向は女性高齢者のみで示された[24,44]．これらの一貫しない結果は，

仕事内容や働き方，就労動機などの点で就労者内の多様性が大きく，これらは性別や年齢あるいは地域によっても異なるため，就労の有無だけで効果を判断することがむずかしいことを示しているのではないかと思われる．

3）家庭内でのプロダクティブな活動

　家庭内で行われるプロダクティブな活動としては，まず高齢の家族の介護が挙げられる．同居の主な介護者の約7割は60歳以上であり[27]，介護者の側も高齢化している．介護をすることで得られるもの（gain）もあるが[28]，概して，介護者は非介護者に比べて心身の健康状態が悪く，とくに要介護者が認知症の場合にこの傾向が強い[46]．

　それでは，世話の対象が病人や障害をもつ高齢者ではなく，孫の場合はどうだろうか．孫の誕生はほとんどの中高年者にとってポジティブなライフイベントと認知されているが[21]，孫の育児への参加が祖父母に及ぼす影響は好ましいものばかりではない．間野[33]によると，アメリカでは，1980年代なかばから，離婚，失業，薬物依存，児童虐待などにより養育義務を果たせない親に代わって，祖父母が孫の養育義務を全面的に担う「一世代スキップした家族（skipped generation family）」が増加し，社会問題となっている．フルタイムで孫の面倒をみる保護者型の祖父母は，重要な役割を担うことで，自己の存在意義や達成感を感じるなど心理的にポジティブな効果がある反面，疲労や健康上の問題，経済問題などを抱える場合も少なくない[9]．小松ら[26]は，上記の保護者型とは区別して，親の育児を手伝う「支援型」の孫育児についての国内外の文献を検討した結果，孫との同別居や支援量（時間）にもよるが，支援型においても，祖父母には精神的によい影響（主観的幸福感，生きがい）と悪い影響（抑うつ，不安）の両方があるとしている．

4）プロダクティブな活動と社会的役割

　プロダクティブな活動への参加は，社会的役割の一部として，役割理論の観点からも議論されている．役割には，配偶者がいること（配偶者役割）や子どもがいること（親役割）も含まれる．ボランティア活動と心身の健康とのポジティブな関連は，若年者・中年者に比べて，高齢者

においてより強い傾向が示されており[22,30,41,65]，仕事からの引退や配偶者との死別など役割を喪失することの多い高齢期においては，ボランティア役割が，心身の健康維持により重要な役割を果たす可能性が示唆される．

　しかし，複数の役割を担うことは，社会的統合の高さという点では健康によい効果が期待される反面，相反する期待により役割葛藤（role conflict）が起きたり（仕事を休めないが，介護もしないといけないなど），役割過重（role overload）の問題が生じ，かえって心身の健康を損なうこともある．いくつかの研究は，役割があることや役割数よりも，本人が役割の質をどのように知覚しているのかが重要であることを示している[35,47]．

おわりに

　近年，独居高齢者の増加に伴い，高齢者の社会的孤立は政策的課題ともなっている．独居と孤立は同義ではないが，全国の高齢者を対象に1987年，1999年，2012年の孤立者の割合を比較した結果[25]によれば，少なくとも男性では孤立割合が増加していた．本章でみてきたように，社会的孤立が心身の健康に悪影響を及ぼすことは明らかであり，孤立や孤立者の健康悪化を防ぐための対策は急務である．その際，孤立者が，積極的にサポートを求めなかったり，場合によってはサポートを受けることを拒否する心理的メカニズムにももっと注意を向ける必要があるかもしれない．サポートの実際の受領が健康によいとは限らないことや，互恵性に関する知見は，孤立者をサポートの受け手としてみなすだけでは不十分であり，サポートが交換される互助のネットワークのなかにどのように組み込めるのかが課題であることを示している．

　また，高齢者が積極的な社会的役割を担うことは，生きがいや健康維持への効果が期待できる．一方で，人口の高齢化や労働力人口の減少が進み，若い世代だけでは社会を支えきれなくなっている現在，高齢者のプロダクティブな活動の推進は，高齢者にも一定の責任を担ってほしい

という社会からの要請という側面もある．就労者やボランティアとして
はもちろんのこと，家庭内でも介護者として，また共働きの子ども夫婦
の育児を助ける祖父母として，高齢者に期待される役割は大きい．働き
ながら介護をしたり，孫の育児をする高齢者も増えるだろう．

　しかしながら，高齢者を単なる労働力とみなし，高齢者のもつ能力や
特性を活かそうという本来の視点を失うと，プロダクティブな活動は，
本人の意思にかかわらずやらざるを得ない義務になったり，負担が過度
になったりして，結果的に高齢者の健康にもよい影響をもたらさない．
活動の種類にかかわらず，活動への参加が高齢者にとってストレスに
なっていないか，活動への満足度はどうかなど，活動の質にも注意をは
らう必要がある．

文　献

1) Antonucci TC, Sherman AM, Akiyama H : Social networks, support, and in-
tegration. *In* Encyclopedia of Gerontology, ed. by Birren JE, Vol. 2, Age, Ag-
ing, and the Aged, 505-515, Academic Press, San Diego, CA (1996).

2) Berkman LF, Glass T, Brissette I, Seeman T : From social integration to
health ; Durkheim in the new millennium. *Soc Sci Med*, **51** (6) : 843-857
(2000).

3) Berkman LF, Syme SL : Social networks, host resistance, and mortality ; A
nine-year follow-up study of Alameda County residents. *Am J Epidemiol*,
109 (2) : 186-204 (1979).

4) Burr JA, Tavares JL, Mutchler JE : Volunteering and hypertension risk in
later life. *J Aging Health*, **23** (1) : 24-51 (2011).

5) Butler RN, Gleason HP (eds.) : Productive Aging ; Enhancing Vitality in
Later Life. Springer Publishing Company, New York (1985). (岡本祐三訳 :
プロダクティブ・エイジング；高齢者は未来を切り開く．日本評論社，
東京，1998)

6) Carlson MC, Saczynski JS, Rebok GW, Seeman T, et al.: Exploring the ef-
fects of an "everyday" activity program on executive function and memory
in older adults ; Experience Corps. *Gerontologist*, **48** (6) : 793-801 (2008).

7) Cohen S : Social relationships and health. *Am Psychol*, **59** (8) : 676-684
(2004).

8) Cohen S, Wills TA : Stress, social support, and the buffering hypothesis.
Psychol Bull, **98** (2) : 310-357 (1985).

9) Dellmann-Jenkins M, Blankemeyer M, Olesh M : Adults in expanded grandparent roles ; Considerations for practice, policy, and research. *Educational Gerontology*, **28** (3) : 219-235 (2002).

10) Fisher JD, Nadler A, Whitcher-Alagna S : Recipient reactions to aid. *Psychol Bull*, **91** (1) : 27-54 (1982).

11) Fratiglioni L, Wang H-X, Ericsson K, Maytan M, et al.: Influence of social network on occurrence of dementia ; A community-based longitudinal study. *Lancet*, **355** (9212) : 1315-1319 (2000).

12) 藤原佳典，西真理子，渡辺直紀，李　相俞ほか：都市部高齢者による世代間交流型ヘルスプロモーションプログラム；"REPRINTS" の 1 年間の歩みと短期的効果．日本公衆誌，**53** (9)：702-714 (2006)．

13) Fujiwara Y, Shinkai S, Kobayashi E, Minami U, et al.: Engagement in paid work as a protective predictor of basic activities of daily living disability in Japanese urban and rural community-dwelling elderly residents ; An 8-year prospective study. *Geriatr Gerontol Int*, **16** (1) : 126-134 (2016).

14) Hao Y : Productive activities and psychological well-being among older adults. *J Gerontol B Psychol Sci Soc Sci*, **63** (2) : S64-72 (2008).

15) 橋本修二，青木利恵，玉腰暁子，柴崎智美ほか：高齢者における社会活動状況の指標の開発．日本公衆誌，**44** (10)：760-768 (1997)．

16) Herzog AR, Kahn RL, Morgan JN, Jackson JS, et al.: Age differences in productive activities. *J Gerontol*, **44** (4) : S129-138 (1989).

17) 平井　寛，近藤克則，尾島俊之，村田千代栄：地域在住高齢者の要介護認定のリスク要因の検討；AGES プロジェクト 3 年間の追跡研究．日本公衆誌，**56** (8)：501-512 (2009)．

18) Holt-Lunstad J, Smith TB, Layton JB : Social relationships and mortality risk ; A meta-analytic review. *PLoS Med*, **7** (7) : e1000316 (2010).

19) Holt-Lunstad J, Smith TB, Baker M, Harris T, et al.: Loneliness and social isolation as risk factors for mortality ; A meta-analytic review. *Perspectives on Psychological Science*, **10** (2) : 227-237 (2015).

20) Jung Y, Gruenewald TL, Seeman TE, Sarkisian CA : Productive activities and development of frailty in older adults. *J Gerontol B Psychol Sci Soc Sci*, **65B** (2) : 256-261 (2010).

21) 河合千恵子，下仲順子，中里克治，石原　治ほか：孫の誕生とその心理的影響．老年社会科学，**20** (1)：32-41 (1998)．

22) Kim S, Ferraro KF : Do productive activities reduce inflammation in later life? ; Multiple roles, frequency of activities, and C-reactive protein. *Gerontologist*, **54** (5) : 830-839 (2014).

23) 小林江里香，杉原陽子，深谷太郎，秋山弘子ほか：配偶者の有無と子どもとの距離が高齢者の友人・近隣ネットワークの構造・機能に及ぼす効

果．老年社会科学，**26**（4）：438-450（2005）．

24）小林江里香，深谷太郎，杉原陽子，秋山弘子ほか：高齢者の主観的ウェ
ルビーイングにとって重要な社会的ネットワークとは；性別と年齢によ
る差異．社会心理学研究，**29**（3）：133-145（2014）．

25）小林江里香，深谷太郎：日本の高齢者における社会的孤立割合の変化と
関連要因：1987年，1999年，2012年の全国調査の結果より．社会福祉学，
56（2）：88-100（2015）．

26）小松紗代子，斎藤　民，甲斐一郎：孫の育児に参加する祖父母の精神的
健康に関する文献的考察．日本公衛誌，**57**（11）：1005-1014（2010）．

27）厚生労働省：平成25年国民生活基礎調査の概況．Available at：http://
www.mhlw.go.jp/toukei/saikin/hw/k-tyosa/k-tyosa13/（2015年10月9日閲
覧）

28）Kramer BJ : Gain in the caregiving experience ; Where are we? What next?
Gerontologist, **37**（2）: 218-232（1997）.

29）Levasseur M, Richard L, Gauvin L, Raymond É : Inventory and analysis of
definitions of social participation found in the aging literature ; Proposed
taxonomy of social activities. *Soc Sci Med*, **71**（12）: 2141-2149（2010）.

30）Li Y, Ferraro KF : Volunteering in middle and later life ; Is health a benefit,
barrier or both? *Social Forces*, **85**（1）: 497-519（2006）.

31）林　暁淵，岡田進一，白澤政和：大都市独居高齢者の子どもとのサポー
ト授受パターンと生活満足度．社会福祉学，**48**（4）：82-91（2008）．

32）Luoh MC, Herzog AR : Individual consequences of volunteer and paid work
in old age ; Health and mortality. *J Health Soc Behav*, **43**（4）: 490-509
（2002）.

33）間野百子：孫の養育者としての祖父母の姿；アメリカの「一世代スキッ
プした家族」に着目して．季刊家計経済研究，97号：42-49（2013）．

34）増地あゆみ，岸　玲子：高齢者の抑うつとその関連要因についての文献
的考察；ソーシャルサポート・ネットワークとの関連を中心に．日本公
衛誌，**48**（6）：435-448（2001）．

35）Matz-Costa C, Besen E, James JB, Pitt-Catsouphes M : Differential impact
of multiple levels of productive activity engagement on psychological
well-being in middle and later life. *Gerontologist*, **54**（2）: 277-289（2014）.

36）Mendes de Leon CF, Glass TA, Beckett LA, Seeman TE, et al.: Social net-
works and disability transitions across eight intervals of yearly data in the
New Haven EPESE. *J Gerontol B Psychol Sci Soc Sci*, **54**（3）: S162-172
（1999）.

37）Mendes de Leon CF, Gold DT, Glass TA, Kaplan L, et al.: Disability as a
function of social networks and support in elderly African Americans and
Whites ; The Duke EPESE 1986-1992. *J Gerontol B Psychol Sci Soc Sci*,

56 (3) : S179-190 (2001).

38) Moen P, Dempster-McClain D, Williams RM Jr : Successful aging ; A life-course perspective on women's multiple roles and health. *AJS*, **97** (6) : 1612-1638 (1992).

39) Morrow-Howell N, Hinterlong J, Rozario PA, Tang F : Effects of volunteering on the well-being of older adults. *J Gerontol B Psychol Sci Soc Sci*, **58** (3) : S137-145 (2003).

40) Musick MA, Herzog AR, House JS : Volunteering and mortality among older adults ; Findings from a national sample. *J Gerontol B Psychol Sci Soc Sci*, **54** (3) : S173-180 (1999).

41) Musick MA, Wilson J : Volunteering and depression ; The role of psychological and social resources in different age groups. *Soc Sci Med*, **56** (2) : 259-269 (2003).

42) Nagurney AJ, Reich JW, Newsom JT : Gender moderates the effects of independence and dependence desires during the social support process. *Psychol Aging*, **19** (1) : 215-218 (2004).

43) 西村昌記, 石橋智昭, 山田ゆかり, 古谷野亘：高齢期における親しい関係；「交遊」「相談」「信頼」の対象としての他者の選択. 老年社会科学, **22** (3)：367-374 (2000).

44) 岡本秀明：地域高齢者のプロダクティブな活動への関与と well-being の関連. 日本公衛誌, **56** (10)：713-723 (2009).

45) 岡本秀明：地域高齢者の社会活動研究における概念定義と測定および活動参加促進要因. 老年社会科学, **36** (3)：346-354 (2014).

46) Pinquart M, Sörensen S : Differences between caregivers and noncaregivers in psychological health and physical health ; A meta-analysis. *Psychol Aging*, **18** (2) : 250-267 (2003).

47) Reid J, Hardy M : Multiple roles and well-being among midlife women ; Testing role strain and role enhancement theories. *J Gerontol B Psychol Sci Soc Sci*, **54** (6) : S329-338 (1999).

48) Rook KS : Reciprocity of social exchange and social satisfaction among older women. *J Pers Soc Psychol*, **52** (1) : 145-154 (1987).

49) Rook KS : Assessing the health-related dimensions of older adults' social relationships. *In* Annual Review of Gerontology and Geriatrics, ed. by Lawton MP, Teresi JA, Vol. 14, 142-181, Springer Publishing Company, New York (1994).

50) Rook KS, Pietromonaco P : Close relationships ; Ties that heal or ties that bind? *In* Advances in Personal Relationships, ed. by Jones WH, Perlman D, Vol. 1, 1-35, JAI Press, Greenwich, CT (1987).

51) Rowe JW, Kahn RL : Successful aging. *Gerontologist*, **37** (4) : 433-440

(1997).

52) 斉藤雅茂：高齢者の社会的孤立に関する主要な知見と今後の課題. 季刊家計経済研究, 94 号：55-61（2012）.

53) Seeman TE : Social ties and health ; The benefits of social integration. *Ann Epidemiol*, **6**（5）: 442-451（1996）.

54) Seeman TE, Bruce ML, McAvay GJ : Social network characteristics and onset of ADL disability ; MacArthur studies of successful aging. *J Gerontol B Psychol Sci Soc Sci*, **51**（4）: S191-200（1996）.

55) Shmotkin D, Blumstein T, Modan B : Beyond keeping active ; Concomitants of being a volunteer in old-old age. *Psychol Aging*, **18**（3）: 602-607（2003）.

56) 杉原陽子：社会参加.（柴田　博, 長田久雄, 杉澤秀博編）老年学要論；老いを理解する, 255-268, 建帛社, 東京（2007）.

57) Sugihara Y, Sugisawa H, Shibata H, Harada K : Productive roles, gender, and depressive symptoms ; Evidence from a national longitudinal study of late-middle-aged Japanese. *J Gerontol B Psychol Sci Soc Sci*, **63**（4）: P227-234（2008）.

58) 杉澤秀博：健康の社会的決定要因としての社会関係；概念と研究の到達点の整理. 季刊社会保障研究, **48**（3）：252-265（2012）.

59) Tavares JL, Burr JA, Mutchler JE : Race differences in the relationship between formal volunteering and hypertension. *J Gerontol B Psychol Sci Soc Sci*, **68**（2）: 310-319（2013）.

60) Townsend P : The Family Life of Old People ; An Inquiry in East London. 188-205, Penguin Books, Harmondsworth（1963）.

61) Uchino BN, Cacioppo JT, Kiecolt-Glaser JK : The relationship between social support and physiological processes ; A review with emphasis on underlying mechanisms and implications for health. *Psychol Bull*, **119**（3）: 488-531（1996）.

62) Uchino BN : Social support and health ; A review of physiological processes potentially underlying links to disease outcomes. *J Behav Med*, **29**（4）: 377-387（2006）.

63) Uchino BN, Bowen K, Carlisle M, Birmingham W : Psychological pathways linking social support to health outcomes ; A visit with the "Ghosts" of research past, present, and future. *Soc Sci Med*, **74**（7）: 949-957（2012）.

64) Unger JB, McAvay G, Bruce ML, Berkman L, et al.: Variation in the impact of social network characteristics on physical functioning in elderly persons ; MacArthur Studies of Successful Aging. *J Gerontol B Psychol Sci Soc Sci*, **54**（5）: S245-251（1999）.

65) Van Willigen M : Differential benefits of volunteering across the life course.

J Gerontol B Psychol Sci Soc Sci, **55** (5) : S308-318 (2000).

66) Walster E, Berscheid E, Walster GW : New directions in equity research. *J Pers Soc Psychol*, **25** (2) : 151-176 (1973).

67) Wang H-X, Xu W, Pei J-J : Leisure activities, cognition and dementia. *Biochim Biophys Acta*, **1822** (3) : 482-491 (2012).

68) Windsor TD, Anstey KJ, Rodgers B : Volunteering and psychological well-being among young-old adults ; How much is too much? *Gerontologist*, **48** (1) : 59-70 (2008).

69) 安田　雪：ネットワーク分析：何が行為を決定するか．新曜社，東京 (1997).

70) Zunzunegui MV, Alvarado BE, Del Ser T, Otero A : Social networks, social integration, and social engagement determine cognitive decline in community-dwelling Spanish older adults. *J Gerontol B Psychol Sci Soc Sci*, **58** (2) : S93-S100 (2003).

（小林江里香）

第12章
高齢者のパーソナリティ

要　約

本章ではパーソナリティを反応の個人差と個としての一貫性という
2つの観点からとらえる. まず最初に高齢者のパーソナリティ研究
について, 計量書誌学的方法で数量的に概観する. その後, パーソ
ナリティと加齢について, ①特性5因子論, ②レジリエンス (ここ
では個人差をもつ逆境に打ち勝つ広義の能力としての精神的回復
力), そして③自己 (とりわけ自尊感情), という3側面から論じた
い. そして最後に, 異分野とのかかわりなど高齢者のパーソナリテ
ィ研究の新展開についてふれる.

Key words：計量書誌学, 特性5因子モデル, レジリエンス, 自己, 自
尊感情

Ⅰ. パーソナリティとは

　パーソナリティとはなにかという問題を考えると, 実は意外にむずか
しい. 「性格」と同義にとらえられることも多く, しばしば明確な定義
がなされないまま研究が進められる. 人間以外の動物も含めた生物学的
基礎をもつ行動パターンの個体差に注目するのか, あるいは人間固有の
心的表象を前提とした心理現象の個人差に注目するのかなど, 研究者の
立場によってその対象・研究法も異なってくる [73]. 前者を「気質 (tem-
perament)」, 後者を「性格 (character)」としてとらえ, それを統合し

て「パーソナリティ」として記述しようとする立場もまた存在する [5,31,32]．立場の違いはあれども，パーソナリティの定義においては，①個人に特有で，②行動を予測し，③行動，思考，感情に関係し，④環境への適応をもたらし，⑤力動的に変化する，という5点がその特徴であるといわれる [33]．これらの特徴を踏まえたうえで，反応の「個人差」ならびに個としての「一貫性」が，パーソナリティ研究の焦点となるだろう [75]．

　個人差を強調する場合，行動，思考，感情などの反応が人によって異なるという点が重要となる．人が同じ状況に面しても同じように反応するわけではないという個人間差が一貫して観測され，この個人間差がまさにパーソナリティの存在を示すと考えられている．加えて個人間差 (inter-individual differences) ならびに個人内差 (intra-individual differences) の個人間差は，加齢につれて，より大きくなってくる [8]．

　一貫性を強調する場合，「個」つまりは「その人らしい」行動，思考，感情などの反応が，個人内で場面や時間を超えて一貫して観測できるというパーソナリティの安定性が重要となる．そもそもある程度安定していないとパーソナリティとは認知されない．ただし詳しくは後述するが，パーソナリティは基本的に経時的安定性を保ちつつも，加齢に伴い動的に変化する [46,54,55]．なお，人の行動が通状況的・通時間的（経時的）に一貫しないことを指摘した Mischel [43] は，比較的一貫した思考，行動，感情などの反応傾向のまとまりであるパーソナリティ「特性」論を批判し，「人―状況論争（一貫性論争）」を引き起こした [73,74]．その後の研究においては，行動の予測という観点から，個人と環境・状況の文脈の両者を重視した社会認知的相互作用理論を生み出している [44]．

　さらに，ここではその詳細を論じることができないが，類似した用語として気質がある（傾性・資質〈disposition〉も気質と同一視されやすい）．気質はパーソナリティの生物学的な基盤をなす自律神経系や内分泌系といった生理的要因など，生得的な素因に着目し「生後まもなくからみられる，活動性，情動性，注意，自己制御における基本的素因であり，遺伝的，生物学的，環境的要因の経時的で複雑な相互作用の産物」

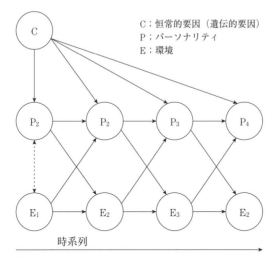

(Fraley RC, Roberts BW : Patterns of continuity ; A dynamic model for conceptualizing the stability of individual differences in psychological constructs across the life course. *Psychol Rev*, 112 (1) : 60-74, 2005 より改変引用)

図 12-1 恒常的要因（遺伝的要因）・パーソナリティ・環境の相互作用モデル

と定義されている[35,63]. ただし，本稿ではパーソナリティと気質をあえて区別しないで論じたい[7].

　気質であれ，パーソナリティであれ，行動の原因や加齢による行動の変化を遺伝か環境かの二者択一的な要因に還元して考えることはあまり意味がない．むしろ，遺伝と環境の両者をともに考慮にいれ，より幅広い個人間差，個人内差としてとらえ，発達的変化を観測する必要がある．たとえば，Fraley と Roberts[11]は生涯を通して連続的に影響を及ぼす恒常的要因（たとえば遺伝的要因）が各発達段階（測定時）でのパーソナリティに影響を与え，各発達段階でのパーソナリティは次の時点の環境に，当該時点での環境は次の発達段階のパーソナリティに，それぞれ影響を与えるという，相互作用を考慮した環境とパーソナリティの交差時間遅れモデルを提案している（図 12-1）．

II. 高齢者のパーソナリティ研究の現況
—— 計量書誌学的検討 ——

　ここで高齢者を対象としたパーソナリティ研究の現況を研究数から概観する．1800年代より現在まで約400万件に及ぶ心理学研究の書誌情報データベース PsycINFO（アメリカ心理学会）を用いて，研究対象者が高齢者（65歳以上）である2014年までの研究について検索した．残念ながら，高齢者を対象としたパーソナリティ研究は，高齢者に関する心理学的研究の中心ではまったくない．高齢者を対象とした全心理学的研究（232,276件）では，障害（100,164件），臨床（78,017件），発達（28,130件）などで全体の90％近くを占めており，純粋なパーソナリティ研究はわずか4％足らず（8,907件）にすぎない（一部，領域の重複があるので，全体で100％を若干超える）．無論，なにをもって「パーソナリティ研究」というのかは，きわめてむずかしい問題であろう．障害，臨床，発達研究においてもパーソナリティ変数を扱うことはありうる．ここでは，PsycINFO の分類コード（classification code）で，"personality" という語をもつ文献と操作的に定義し検索した（なお主題〈subject〉に "personality" という語をもつ研究を対象に検索しても大きな差は生まれない）．逆に，パーソナリティ研究のなかで高齢者を対象とした研究をみると，2014年までの全パーソナリティ研究（233,240件）のうち，4％足らず（8,907件）となった．川野[28]は医学文献データベースである PubMed を用いて1997〜2010年の検索を行い，年代にかかわらず高齢者のパーソナリティ研究が相対的に少ないという，同様の指摘を行っている．今回，全高齢者研究と全パーソナリティ研究，それぞれの研究総数がいずれも約23万件であったため，割合も同じようなものとなったが，全体から考えると研究数がきわめて少ないといわざるを得ない．

　この経年変化を図12-2に示す．高齢者を対象としたパーソナリティ研究における研究数の経年変化をその文献数とともに折線グラフで，全高齢者研究と全パーソナリティ研究を棒グラフで，それぞれ対比的に示

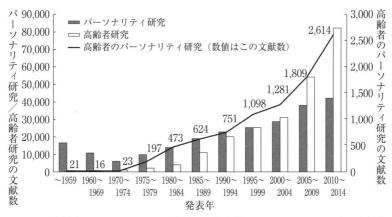

図 12-2 高齢者のパーソナリティ研究数の経年変化；パーソナリティ研究・高齢者研究との対比

した．図 12-2 の右縦軸は高齢者を対象としたパーソナリティ研究数に，左縦軸は全高齢者研究と全パーソナリティ研究数に対応している．全高齢者研究に占めるパーソナリティ研究について，1990 年以前は年代によって変化が激しいが，1990 年代以降は 3〜4％程度に相当し安定している．つまり折線と全高齢者研究の白棒グラフは類似した軌跡を描く（1990 年以前は母数となる高齢者研究そのものの研究数が相対的に少ない点が影響している）．一方，全パーソナリティ研究に占める高齢者研究について，全パーソナリティ研究の 1％にも満たない 1960 年以前の時代から直近の 2010〜2014 年では 6％程度までと，時代を経るにつれ漸増しており，折線と全パーソナリティ研究の黒棒グラフを比較すると折線の上昇率が高い．つまり高齢者研究という枠組みでは，パーソナリティ研究は 1990 年代以降，常に一定数以上の研究が産出されており，高齢者研究のなかで決して大きくはないが安定した位置を占める．一方，パーソナリティ研究という枠組みでは，高齢者研究は年々増加の傾向にあり，心理学研究における高齢者への興味・関心がパーソナリティ研究にも反映されていると読み取れよう．

Ⅲ. パーソナリティと加齢

1. 特性論；特性5因子モデルを中心に

　パーソナリティと加齢の関係は，伝統的に老年期におけるパーソナリティの質的な変化に焦点をあてた発達理論が注目されてきた．Havighurst の発達課題論，Erikson，Peck，Whitbourne らの心理・社会的発達理論，Reichard の人格類型論などが代表的である[65]．

　近年は，パーソナリティ特性を単位としそれを複数組み合わせることで個人のパーソナリティを記述し，個人間差・個人内差を特性の量的差異に還元する特性論 —— とくに1990年代以降 big 5 といわれる特性5因子モデル（5因子の頭文字をとって，OCEAN モデルともいわれる）——，が中心となることが多い．特性5因子モデルの場合，その名称と内容が研究者によって若干異なるが，文化に共通してみられ，しかも生物学的基盤ももつといわれている（表12-1[6,64]）．特性5因子モデル以外にも，生涯発達的変化を見通した Hooker と McAdams[24]の6焦点モデルなど社会認知的相互作用理論の影響を受けた新たな考え方も登場しており，測定法の開発ならびに縦断的な研究の展開など，今後の期待も大きい．

　特性5因子の測定に関しては Costa と McCrae によって，240項目からなる自記式尺度 NEO-PI-R[6,64]ならびに NEO-PI-3[41]などいくつかの評定尺度が開発されている．それ以外にも形容詞チェックリスト形式（語彙法）など[15,45,71]，特定5因子の個人差の測定に向けて，多くの自記式の評定尺度が作成されている．近年はより簡便に測定することを目指した超短縮版の尺度（5項目や10項目など）の開発も進行している[19,50,76]．こうした超短縮版はもちろん問題もあるが[34]，パーソナリティ・個人差の専門誌で特集号が組まれるなど注目を浴びている[77]．調査に要する紙数や時間を節約し，さらには回答者の認知的資源の消費が少ないため，高齢者により適用しやすい尺度となる可能性をもつだろう．

　さて加齢との関係に目を向けると，これら特性5因子の集団としての平均値は，加齢とともに社会情動的な成熟を示す方向に変化する

第12章　高齢者のパーソナリティ　181

表12-1　パーソナリティの5因子と老年期における平均値的変化

因子名		下位因子・特徴	老年期における平均値的変化
Neuroticism/ Emotional Stability	神経症的傾向 / 情動的安定性	不安，敵意，抑うつ，自意識，衝動性，傷つきやすさ	低下
Extraversion	外向性	温かさ，社交性，自己主張性，活動性，刺激希求性，ポジティブ情動	低下（社交性部分）
Openness to Experience/ Intellect	（経験への）開放性 / 知性	空想性，審美性，感受性，新奇なものを好む，知的好奇心，価値	低下
Agreeableness	調和性 / 協調性	信頼，実直さ，利他主義，コンプライアンス，慎み深さ，優しさ・共感性	向上
Conscientiousness	誠実性 / 勤勉性 / 統制性	コンピテンス（有能感），秩序・几帳面，良心性，向上心，自制心，慎重さ・注意深さ	向上

(Costa Jr PT, McCrae RR : Revised NEO Personality Inventory（NEO-PI-R）and NEO Five-Factor Inventory（NEO-FFI）Professional Manual. Psychological Assessment Resources, Odessa, 1992；Roberts BW, DelVecchio WF : The rank-order consistency of personality traits from childhood to old age ; A quantitative review of longitudinal studies. *Psychol Bull*, 126（1）: 3-25, 2000；下仲順子，中里克治，権藤恭之，高山　緑：NEO-PI-R，NEO-FFI 共通マニュアル（改訂増補版）．東京心理，東京，2011 等に基づき，改変して作成)

（mean-level change）．他の年齢群に比べて老年期では，調和性，誠実性，情動的安定性が上昇し，開放性および外向性のうち，とくに社交性が減少することが，メタ分析を代表にいくつかの研究で示されている[54,55]．McCrae ら[40]はこうしたパーソナリティ変化が汎文化的に観測されることから，平均値の変化は種としてのヒトが進化のプロセスのなかで身につけた生得的なものである可能性を示唆している．一方，個人がもつ特性5因子の値に関して，集団内における相対的な位置は，比較的一貫している（rank order consistency）．なかでも他の年齢群よりも中年期〜老年期において最も安定し相対的に変化が少なく，テストの再検査法を用いた2時点間で $r = .70 \sim .80$ の相関を示す[54]．この現象は，生得的要因ならびに環境との相互作用が加齢とともに相加的・相乗的に累積されるため，高齢者において相対的により一貫したパーソナリティパターン

を示しやすいと考えられている [11].

　だからといって，高齢者のパーソナリティが変化しないわけではもちろんない．集団としての高齢者の平均値のみに目を向けると，個人内変動（intraindividual variability ; IIV）—— この語は主として短期間の変動に利用されやすい —— が単なる測定誤差とみなされがちである．Noftle と Fleeson[46]は，個人間差，個人内変動，さらには個人内変動の個人間差を，社会認知的相互作用論の立場から GLIDE-STRIDE 理論 [10]に基づいて検討している．彼らは，経験抽出法（測定は 5 回 / 日，14日間）を用いて，行動の短期間の変動性を，年齢横断的に比較した．個人内変動に関していうと，高齢者を含む成人期においても，パーソナリティは動的に変動していることが示された．とりわけ，高齢者は開放性が，若者は調和性と情動的安定性が，それぞれ最も変動性が大きくなった．これは，前述の社会情動的な成熟へ平均値が変化することと方向性が一致し，それぞれの世代の特徴に合致する結果である．

　実際，個人内のパーソナリティ変化は生得的要因や環境要因に加えて日常のさまざまな偶然にも大きな影響を受けている [1]．さらには，遺伝的要因，対人関係，職業経験，ライフイベントなどがパーソナリティの集団内での相対的な位置を変化させる [7]．方法論上の制約はもちろんあるものの，今後は質問紙法で日々の生活を振り返って特性を測定する方法のみならず，日常場面に立脚した方法論にも注目し，個人の変化を追跡すべく，縦断的あるいは長期にわたる個人内変化を多様な指標で追跡する必要があるだろう．

2．レジリエンスとパーソナリティ；特性 5 因子を中心に

　パーソナリティと加齢の問題において，健康・長寿，well-being や適応とのかかわりは欠かすことができない．5 因子モデルを中心に研究が積み重ねられ，内外で多くのレビューもなされている [17, 21, 27, 29]．ここでは屋上屋を避け，その一端を紹介することにとどめ，それらの諸研究を「レジリエンス（resilience：精神的回復力，弾力性)」という観点から捉え直してみたい．

第 12 章　高齢者のパーソナリティ　183

　「レジリエンス」とは何だろうか．この概念は「パーソナリティ」以上に，非常に多義的に利用されている[52]．そもそもは，子どもを対象とした研究で，心身が健康に成長することを阻害する大きなストレッサー（貧困，病気，虐待，自然災害等）を経験しても，適応に個人差がみられることから，臨床心理学者，発達心理学者に注目されてきた[26, 38]．その後，ポジティブ心理学の隆盛とともに多様な研究が進められた．基本的には，困難で脅威的な状況にもかかわらず，うまく適応する過程，能力，結果を指す．ただし場合によっては物理的・心理的なリスク状況におけるストレス耐性の高さ（非脆弱性）や，ストレッサーが明示的でない場合における適応能力をも含めて考えられることもある．

　ここではレジリエンスについて，個人差をもつ広義の能力 ── とりわけそのパーソナリティ的側面 ── としてとらえたい．このため，①物理的・心理的なリスクの緩和，②（ストレッサーが明示されなかったとしても）健康・長寿・生涯発達の促進，のいずれかに相当する行動，思考，感情などの反応に現れたある程度安定的な個人差要因を取り上げる．認知能力，社会経済的地位（social economic status ; SES），ソーシャルサポート，安定した家庭環境など，さまざまなリスクを緩和し適応を促進する要因を，本稿では扱わない．平野[22, 23]は，本稿と同様の立場から，環境要因であるソーシャルサポートなどは除き，レジリエンスを形成する要因について内外の諸研究を整理し，表 12-2 左側のようにまとめた（平野は一部の認知能力も含めている）．加えて平野はこれら諸要因を生得的な要素が大きくかかわる「資質的レジリエンス（楽観性，統御力，社交性，行動力）」と，学習や訓練などによって後天的に獲得可能な「獲得的レジリエンス（問題解決志向，自己理解，他者心理の理解）」に再編し，尺度を開発した．一方，高齢者のレジリエンスについて，堀田ら[25]は中高年者をサポートする専門職を対象とした調査研究によってレジリエンス要因を整理している（同じく表 12-2 の右側に示す）．表 12-2 の両者を比較すると，共通点が多く，特性 5 因子の下位因子も示されており，広義のパーソナリティが健康や適応に寄与していることがわかる．

184

表 12-2　レジリエンス要因の分類

		平野 (2010)[22]	堀田ら (2012)[25]
個人内要因	ソーシャルスキル	共感性 社会的外向性 自己開示 ユーモア	リーダーシップ ユーモア
	コンピテンス	問題解決能力 洞察力 知的スキル・学業成績 自己効力感・有能感	資源活用力 / 適応力 直感 コンピテンス
	自己統制	自律・自己制御 感情調整	自己コントロール力 / 自己決定力 ネガティブな感情への抵抗 / 平静さ / ポジティブ態度の維持
	チャレンジ	興味関心の多様性 努力志向性	創造力 リーダーシップ
	好ましい気質	抵抗力 忍耐力	忍耐力 / 生活の受容 / 変化の受容
	肯定的な未来志向	楽観性 肯定的な未来志向性	楽観 目標志向性
	その他	身体的健康 自立 道徳心・信仰心 自己分析・自己理解	神仏への信仰 自信 / 自己受容 / 自尊心 充実感
環境要因		ソーシャルサポート	ソーシャルサポート

(平野真理：レジリエンスの資質的要因・獲得的要因の分類の試み；二次元レジリエンス要因
尺度 (BRS) の作成. パーソナリティ研究, 19 (2)：94-106, 2010；堀田千絵, 八田武志,
杉浦ミドリ, 岩原昭彦ほか：中高年者におけるレジリエンス規定因；災害からの回復エピ
ソードによる検討. 人間環境学研究, 10 (2)：123-129, 2012 に基づき, 改変して作成)

　心身の諸機能が低下するばかりか, さまざまなライフイベントを経験
し, 数多のストレッサーに曝される老年期に焦点をあてたレジリエンス
研究も多い[14,37,53]. 物理的・心理的リスク要因が大きいにもかかわらず,

第 12 章　高齢者のパーソナリティ　185

それなりに適応して健康に生活する多くの高齢者の存在は Aging Paradox として知られている[60]. 広義に考えるならば, 百寿者を含む超高齢者にかかわる研究やその理論[16,18], あるいは IQ 135 以上の児童約 1,500人の長期追跡研究であるターマンプロジェクト[13,29]なども, レジリエンス研究ととらえることができよう.

　レジリエンス変数の健康・長寿に与える影響を考えると, 補償モデル（主効果モデル）と緩和モデル（交互作用モデル）に大別できる. 前者の例として, 特性 5 因子のひとつである誠実性は主観的健康感に, 成人期を通して一貫したポジティブな影響を与える[3,20]. その他, 特性 5 因子でいうならば外向性の高さ, 神経症的傾向の低さ, 開放性の高さなどが, しばしば健康や長寿を予測する要因として補償モデル的に機能する[12,29]. 一方, 後者の例として, これら特性 5 因子同士の交互作用効果が挙げられる. 具体的には, 神経症的傾向が高くかつ誠実性の高い人（「健康な神経症者」）は, 神経症的傾向が低くかつ誠実性が高い人よりも, 健康である[70]. これは, 適度な高さの不安が, 継続的で健康にとって適切な行動を導く可能性が示唆されている. こうしたパーソナリティと長寿・健康を関連づけるメカニズムとしてはいくつか提案されているが[67], パーソナリティと長寿・健康の両者を媒介する変数（mediator）として, ①生理的機能, ②健康行動, ③社会的・対人的環境が, そして両者に直接的影響を与えかつ両者を調整する変数（moderator）として, 遺伝的素因が考えられている[14,21].

　なお, 上述のレジリエンス研究のほとんどは個人間差に基づくデータから議論されているため, これも前述のように個人内変化に着目することがまた必要となる. 加齢に伴い生じるさまざまなリスク緩和において, 個人内変化の大きさがポジティブな影響をもたらす場合（たとえばさまざまな適応方略を柔軟に利用するために, 従来のやり方から変化することをいとわないこと）とネガティブな影響をもたらす場合（感情, 人生満足度などの振れ幅が大きくなること[2,4,58]）のそれぞれが指摘されている[39]. こうした諸変数について, 諸変数間の関係も含め, 高齢者個人の変化に着目して検討する必要がある. ただし, 健康や長寿に関連する多

様な変数 —— 場合によっては相互に矛盾してしまう諸変数 —— をレジリエンスという概念はすべて飲み込んでしまう．このため，レジリエンスのなかのどの部分を利用しているのかを自覚し，この用語を慎重に利用していく必要があることはいうまでもない．

3．自己；自尊感情を中心に

さまざまなレジリエンス変数が表 12-2 に示されているが，「自尊心」などを代表にいくつもの「自己」にかかわる変数が示されている．このため「個」の観点を重視した立場から「自己」に関して言及しておきたい．

「自己」研究は高齢者研究のなかでも注目を浴びている．引用・被引用を検索できる分野横断的なデータベース Web of Science（Thomson Reuter 社）において，"personality" という語をもつ老年医学・老年学分野の研究のなかで引用数が高い第 1 位は Ryff による「可能自己（possible self）」[59]，第 2 位は Robins らによる「自尊感情（self-esteem）」[57]に関する論文であった（両研究とも 200 回以上引用されていた）．わが国に限っても，自己研究の計量書誌学的研究で，成人・高齢者研究が幼児・児童研究に比べて，相対的に増加している傾向が指摘されており [61]，高齢者にかかわる「自己」研究は進展しているといえそうである．そもそも，パーソナリティとしてのレジリエンスが高いという場合，さまざまに分化しつつも，統合された「自己」の感覚をもつという特徴が指摘されている [66]．前述の「可能自己」（なるであろう，なりたくない，なりたい「自己」）は多面的に分化された自己に，また「自尊感情」は統合された自己の包括的評価に，それぞれ相当した研究といえるだろう．ここでは後者，つまり包括的な「自己」全体に対する評価的・受容的な感情である「自尊感情（自尊心）」についてふれたい．

上述の Robins らの研究は自尊感情の年齢横断的な比較を行ったものである．自尊感情の平均値の軌跡は児童期から思春期にかけて低下したのち，成人期を通して徐々に上昇，50〜60 歳でピークを迎え，老年期においては低下していくこと（図 12-3），ならびに男性が女性よりも高

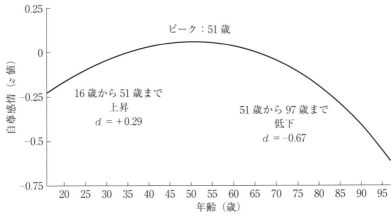

(Orth U, Robins RW, Widaman KF : Life-Span development of self-esteem and its effects on important life outcomes. *J Pers Soc Psychol*, 102 (6) : 1271-1288, 2012 ; Orth U, Robins RW : The development of self-esteem. *Current Directions in Psychological Science*, 23 (5) : 381-387, 2014 より改変引用)

図 12-3 自尊感情平均値の生涯発達的軌跡

い値をとること，そして生年コホートによる違いがみられないこと，などが示されている[48,49,57]．またこうした傾向は，生年コホートの点を除き，わが国でもおおよそ同様であることがメタ分析によって明らかにされている（わが国では調査年の時代効果が報告されている）[47,51]．ただし老年期における自尊感情の平均値は本来安定的であり，低下を示すのは健康，認知能力，コントロール感の低下に伴う結果である可能性も指摘されている[49,72]．一方，集団内における相対的な位置は特性5因子と同様に成人期を通して一貫しているが，老年期においては特性5因子に比べるとやや変動性が大きくなる[49]．60〜69歳を対象としたメタ分析的研究によると，時間が経つほど安定性は低下する，つまり変動性が年月に伴い増加するといえよう（図12-4）[36]．老年期における自尊感情の変動性の増加は社会的環境の変化や社会的役割の欠如の個人差の反映である可能性とともに[69]，前述の健康，認知能力等の低下に伴う個人差の現れとも解釈できる．もっとも，こうした変動性の増加は，必ずしも高齢者のみにみられる傾向ではなく，他の世代にもみられる．さらには比較

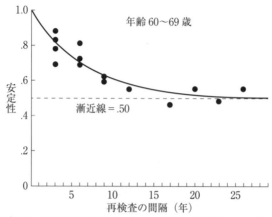

(Kuster F, Orth U : The long-term stability of self-esteem ; Its time-dependent decay and nonzero asymptote. *Pers Soc Psychol Bull*, 39（5）: 677-690, 2013 より改変引用)

図 12-4 縦断研究に基づく自尊感情の個人差の安定性

的短期間の自尊感情の変動性の高さはさまざまな不適応行動との関連が指摘されている[30]．今後はこうした短期間の個人内変化と長期間の変化の関係性なども含めて，検討する必要があろう．また，自尊感情は人生上のさまざまな領域における成功の結果というよりはむしろ予測因として機能することが複数の縦断研究によって示されている[49]．つまりは，逆境下であってすら揺れ動くことが少なく，自己に対する肯定的態度をもつことがレジリエンス要因として機能し，結果として成功に導くのであろう．なおこれら自尊感情の測定については，対象の年齢群を問わずRosenbergの自尊感情尺度が世界各国で最もよく利用されているが[9]，自尊感情についても特性5因子と同様に超短縮版尺度が開発されており[42,56]，高齢者の自尊感情研究はますます盛んになる可能性を秘めている．

IV. パーソナリティ研究の多様性

パーソナリティを比較的一貫した包括的な個人差としてとらえるなら

ば，認知・記憶の一部も含め非常に大きな領域を包含することとなる．神経科学，行動遺伝学，進化心理学，質的心理学，比較文化心理学，臨床心理学，精神医学など心理学やその関連領域の多様な分野に関係してくる．たとえば，衝動性に関する主観的評価の研究は，当然ながら実行機能にかかわる認知心理学的な実験室課題（ストループ課題など）を用いた研究とも関連する[62]．本稿では，パーソナリティの主観的評価の数量的側面を中心に論じてきたため，重要ではあるがふれることができなかった多くの問題が残る（認知症や人格障害などの臨床的問題，ナラティブ・語りなど自己の質的問題，あるいは遺伝子や生理学的メカニズムの問題等）．パーソナリティに代表される個人差は心理学のさまざまな研究領域に関連しうるのである．

　さらにいうと，心理学以外のさまざまな分野，たとえば社会学・社会福祉学，疫学・公衆衛生学，生物学・医学など，異分野・他領域へ高齢者にかかわるパーソナリティ研究の裾野は広がってきている．かつてはパーソナリティ研究においてあまりみられなかったキーワード――当然のことではあるが，たとえば"Genes"は，2000 年以前にはほとんどみられない――が近年になって出現したことにも，その可能性の一端をみることができるだろう．実際，上述の分野横断的な総合的書誌事項データベースである Web of Science を利用して，老年医学・老年学分野のパーソナリティ研究を検索すると，2014 年現在では神経科学，教育学，健康科学を筆頭にきわめて多様な領域を含んでいたが，40 年前は心理学，精神医学の 2 分野のみであった．このように学際的であるといわれる高齢者のパーソナリティ研究は，近年ますます研究分野の広がりをみせている．実際パーソナリティ変数を結果変数あるいは予測変数として利用する学際的研究が多く存在し，パーソナリティ変数が SES や認知機能よりも人生における重要な結果変数に対する予測的な説明力に優れていることまでも示されている[68]．心理学にとどまらず，異分野・他領域から高齢者のパーソナリティ研究はおおいに期待されていることを忘れてはならない．

文　献

1) Bandura A : Self-efficacy mechanism in human agency. *Am Psychol*, **37** (2) : 122-147 (1982).

2) Boehm JK, Winning A, Segerstrom S, Kubzansky LD : Variability modifies life satisfaction's association with mortality risk in older adults. *Psychol Sci*, **26** (7) : 1063-1070 (2015).

3) Bogg T, Roberts BW : Conscientiousness and health-related behaviors ; A meta-analysis of the leading behavioral contributors to mortality. *Psychol Bull*, **130** (6) : 887-919 (2004).

4) Carstensen LL, Turan B, Scheibe S, Ram N, et al.: Emotional experience improves with age ; Evidence based on over 10 years of experience sampling. *Psychol Aging*, **26** (1) : 21-33 (2011).

5) Cloninger CR, Svrakic DM, Przybeck TR : A psychobiological model of temperament and character. *Arch Gen Psychiatry*, **50** (12) : 975-990 (1993).

6) Costa PT Jr, McCrae RR : Revised NEO Personality Inventory (NEO-PI-R) and NEO Five-Factor Inventory (NEO-FFI) Professional Manual. Psychological Assessment Resources, Odessa (1992).

7) Denissen JJA, van Aken MAG, Roberts BW : Personality development across the life span. *In* The Wiley-Blackwell Handbook of Individual Differences, ed. by Chamorro-Premuzic T, von Stumm S, Furnham A, 77-100, Wiley-Blackwell, Oxford (2011).

8) Diehl M, Hooker K, Sliwinski MJ (eds.) : Handbook of Intraindividual Variability Across the Life Span. Routledge/Taylor & Francis Group, New York (2015).

9) Donnellan MB, Trzesniewski KH, Robins RW : Measures of self-esteem. *In* Measures of Personality and Social Psychological Constructs, ed. by Boyle GJ, Saklofske DH, Matthews G, 131-157, Elsevier Academic Press, San Diego, CA (2014).

10) Fleeson W, Jolley S : A proposed theory of the adult development of intraindividual variability in trait-manifesting behavior. *In* Handbook of Personality Development, ed. by Mroczek DK, Little TD, 41-59, Lawrence Erlbaum Associates, Mahwah, NJ (2006).

11) Fraley RC, Roberts BW : Patterns of continuity ; A dynamic model for conceptualizing the stability of individual differences in psychological constructs across the life course. *Psychol Rev*, **112** (1) : 60-74 (2005).

12) Friedman HS : Personality, disease, and self-healing. *In* The Oxford Handbook of Health Psychology, ed. by Friedman HS, 215-240, Oxford U.P., New York (2011).

13) Friedman HS, Martin LR : The Longevity Project ; Surprising Discoveries

for Health and Long Life From the Landmark Eight-Decade Study. Hudson Street Press, New York（2011）.（桜田直美訳：長寿と性格. 清流出版，東京，2012）

14) Fry PS, Keyes CLM（eds.）: New Frontiers in Resilient Aging ; Life-Strengths and Well-Being in Late Life. Cambridge U.P., New York（2010）.

15) Goldberg L : An alternative "description of personality" ; The Big-Five factor structure. *J Pers Soc Psychol*, **59**（6）: 1216-1229（1990）.

16) 権藤恭之：百寿者研究の現状と展望. 老年社会科学，**28**（4）：504-512（2007）.

17) 権藤恭之：パーソナリティと長寿に関する研究動向. 老年社会科学，**35**（3）：374-383（2013）.

18) Gondo Y, Nakagawa T, Masui Y : A new concept of successful aging in the oldest old ; Development of gerotranscendence and its influence on the psychological well-being. *In* Annual Review of Gerontology and Geriatrics, Vol.33, Healthy Longevity ; A Global Approach, ed. by Robine JM, Jagger C, Crimmins EM, 109-132, Springer, New York（2013）.

19) Gosling SD, Rentfrow PJ, Swann WB Jr : A very brief measure of the Big-Five personality domains. *Journal of Research in Personality*, **37**（6）: 504-528（2003）.

20) Hill PL, Roberts BW : The role of adherence in the relationship between conscientiousness and health. *Health Psychol*, **30**（6）: 797-804（2011）.

21) Hill PL, Roberts BW : Personality and health ; Reviewing recent research and setting a directive for the future. *In* Handbook of the Psychology of Aging, 8th ed., ed. by Schaie KW, Willis SL, 205-218, Elsevier Academic Press, San Diego, CA（2015）.

22) 平野真理：レジリエンスの資質的要因・獲得的要因の分類の試み；二次元レジリエンス要因尺度（BRS）の作成. パーソナリティ研究，**19**（2）：94-106（2010）.

23) 平野真里：レジリエンスは身につけられるか；個人差に応じた心のサポートのために. 東京大学出版会，東京（2015）.

24) Hooker K, McAdams DP : Personality reconsidered ; A new agenda for aging research. *J Gerontol B Psychol Sci Soc Sci*, **58**（6）: 296-304（2003）.

25) 堀田千絵，八田武志，杉浦ミドリ，岩原昭彦ほか：中高年者におけるレジリエンス規定因；災害からの回復エピソードによる検討. 人間環境学研究，**10**（2）：123-129（2012）.

26) 石原由紀子，中丸澄子：レジリエンスについて；その概念，研究の歴史と展望. 広島文教女子大学紀要，**42**：53-81（2007）.

27) 岩佐　一：地域高齢者における性格と健康アウトカムの関連. 老年社会科学，**36**（1）：55-59（2014）.

28) 川野健治：高齢者のパーソナリティの特徴．（二宮克美，浮谷秀一，堀毛一也，安藤寿康ほか編）パーソナリティ心理学ハンドブック，307-314，福村出版，東京（2013）．

29) Kern ML, Friedman HS : Personality and differences in health and longevity. *In* The Wiley-Blackwell Handbook of Individual Differences, ed. by Chamorro-Premuzic T, von Stumm S, Furnham A, 461-489, Wiley-Blackwell, Oxford (2011).

30) Kernis MH : Measuring self-esteem in context ; The importance of stability of self-esteem in psychological functioning. *J Pers*, **73** (6) : 1569-1605 (2005).

31) 木島伸彦，斎藤令衣，竹内美香，吉野相英ほか：Cloninger の気質と性格の7因子モデルおよび日本語版 Temperament and Character Inventory (TCI). 季刊 精神科診断学, **7** (3)：379-399 (1996).

32) 木島伸彦：クロニンジャーのパーソナリティ理論入門；自分を知り，自分をデザインする．北大路書房，京都（2014）．

33) 岸本陽一（編）：パーソナリティ．培風館，東京（2010）．

34) Kruyen PM, Emons WHM, Sijtsma K : On the shortcomings of shortened tests ; A literature review. *International Journal of Testing*, **13** (3) : 223-248 (2013).

35) 草薙恵美子：気質．（稲垣佳世子，河合優年，斉藤こずゑ，高橋惠子ほか編）児童心理学の進歩 Vol.54 [2015 年版], 1-29, 金子書房，東京（2015）．

36) Kuster F, Orth U : The long-term stability of self-esteem ; Its time-dependent decay and nonzero asymptote. *Pers Soc Psychol Bull*, **39** (5) : 677-690 (2013).

37) Lavretsky H : Resilience and Aging ; Research and Practice. Johns Hopkins University Press, Baltimore, MD (2014).

38) Luthar SS, Cicchetti D, Becker B : The construct of resilience ; A critical evaluation and guidelines for future work. *Child Dev*, **71** (3) : 543-562 (2000).

39) MacDonald SWS, Stawski RS : Intraindividual variability ; An indicator of vulnerability or resilience in adult development and aging? *In* Handbook of Intraindividual Variability Across the Life Span, ed. by Diehl M, Hooker K, Sliwinski MJ, 231-257, Routledge/Taylor & Francis Group, New York (2015).

40) McCrae RR, Costa PT Jr, Ostendorf F, Angleitner A, et al.: Nature over nurture ; Temperament, personality, and life span development. *J Pers Soc Psychol*, **78** (1) : 173-186 (2000).

41) McCrae RR, Martin TA, Costa PT Jr : Age trends and age norms for the NEO Personality Inventory-3 in adolescents and adults. *Assessment*, **12** (4) : 363-373 (2005).

42) 箕浦有希久, 成田健一：2項目自尊感情尺度の開発および信頼性・妥当性の検討. 感情心理学研究, **21** (1)：37-45 (2013).

43) Mischel W：Personality and assessment. John Wiley & Sons, Hoboken, NJ (1968). (詫摩武俊監訳：パーソナリティの理論；状況主義的アプローチ. 誠信書房, 東京, 1992)

44) Mischel W, Shoda Y：A cognitive-affective system theory of personality；Reconceptualizing situations, dispositions, dynamics, and invariance in personality structure. *Psychol Rev*, **102** (2)：246-268 (1995).

45) 並川　努, 谷　伊織, 脇田貴文, 熊谷龍一ほか：Big Five 尺度短縮版の開発と信頼性と妥当性の検討. 心理学研究, **83** (2)：91-99 (2012).

46) Noftle EE, Fleeson W：Age differences in Big Five behavior averages and variabilities across the adult lifespan；Moving beyond retrospective, global summary accounts of personality. *Psychol Aging*, **25** (1)：95-107 (2010).

47) 岡田　涼, 小塩真司, 茂垣まどか, 脇田貴文ほか：日本人における自尊感情の性差に関するメタ分析. パーソナリティ研究, **24** (1)：49-60 (2015).

48) Orth U, Robins RW, Widaman KF：Life-Span development of self-esteem and its effects on important life outcomes. *J Pers Soc Psychol*, **102** (6)：1271-1288 (2012).

49) Orth U, Robins RW：The development of self-esteem. *Current Directions in Psychological Science*, **23** (5)：381-387 (2014).

50) 小塩真司, 阿部晋吾, Pino C：日本語版 Ten Item Personality Inventory (TIPI-J) 作成の試み. パーソナリティ研究, **21** (1)：40-52 (2012).

51) 小塩真司, 岡田　涼, 茂垣まどか, 並川　努ほか：自尊感情平均値に及ぼす年齢と調査年の影響；Rosenbergの自尊感情尺度日本語版のメタ分析. 教育心理学研究, **62** (4)：273-282 (2014).

52) Reich JW, Zautra AJ, Hall JS (eds.)：Handbook of Adult Resilience. The Guilford Press, New York (2010).

53) Resnick B, Gwyther LP, Roberto K：Resilience in Aging；Concepts, Research, and Outcomes. Springer, New York (2010).

54) Roberts BW, DelVecchio WF：The rank-order consistency of personality traits from childhood to old age；A quantitative review of longitudinal studies. *Psychol Bull*, **126** (1)：3-25 (2000).

55) Roberts BW, Walton KE, Viechtbauer W：Patterns of mean-level change in personality traits across the life course；A meta-analysis of longitudinal studies. *Psychol Bull*, **132** (1)：1-25 (2006).

56) Robins RW, Hendin HM, Trzesniewski KH：Measuring global self-esteem；Construct validation of a single-item measure and the Rosenberg self-esteem scale. *Pers Soc Psychol Bull*, **27** (2)：151-161 (2001).

57) Robins RW, Trzesniewski KH, Tracy JL, Gosling SD, et al.: Global self-esteem across the life span. *Psychol Aging*, **17** (3) : 423-434 (2002).

58) Röcke C, Li SC, Smith J : Intraindividual variability in positive and negative affect over 45 days ; Do older adults fluctuate less than young adults? *Psychol Aging*, **24** (4) : 863-878 (2009).

59) Ryff CD : Possible selves in adulthood and old-age ; A tale of shifting horizons. *Psychol Aging*, **6** (2) : 286-295 (1991).

60) 佐藤眞一：老年心理学研究の最前線. 老年精神医学雑誌, **26** (1)：77-83 (2015).

61) 里見香奈, 成田健一：「自己」にかかわる心理学的研究の計量書誌学的分析；わが国の学会誌に掲載された実証論文のタイトル分析：1980年-2013年. 関西学院大学心理科学研究, **42**：25-32 (2016).

62) Sharma L, Markon KE, Clark LA : Toward a theory of distinct types of 'impulsive' behaviors ; A meta-analysis of self-report and behavioral measures. *Psychol Bull*, **140** (2) : 374-408 (2014).

63) Shiner RL, Buss KA, McClowry SG, Putnam SP, et al.: What is temperament now? ; Assessing progress in temperament research on the twenty-fifth anniversary of Goldsmith et al. (1987). *Child Development Perspectives*, **6** (4) : 436-444 (2012).

64) 下仲順子, 中里克治, 権藤恭之, 高山　緑：NEO-PI-R, NEO-FFI共通マニュアル (改訂増補版). 東京心理, 東京 (2011).

65) 下仲順子 (編)：老年心理学 [改訂版]. 培風館, 東京 (2012).

66) Skodol AE : The resilient personality. *In* Handbook of Adult Resilience, ed. by Reich JW, Zautra AJ, Hall JS, 112-125, The Guilford Press, New York (2010).

67) Smith TW : Personality as risk and resilience in physical health. *Current Directions in Psychological Science*, **15** (5) : 227-231 (2006).

68) 高橋雄介, 山形伸二, 星野崇宏：パーソナリティ特性研究の新展開と経済学・疫学など他領域への貢献の可能性. 心理学研究, **82** (1)：63-76 (2011).

69) Trzesniewski KH, Donnellan MB, Robins RW : Stability of self-esteem across the life span. *J Pers Soc Psychol*, **84** (1) : 205-220 (2003).

70) Turiano NA, Mroczek DK, Moynihan J, Chapman BP : Big 5 personality traits and interleukin-6 ; Evidence for "healthy neuroticism" in a US population sample. *Brain Behav Immun*, **28** : 83-89 (2013).

71) 和田さゆり：性格特性用語を用いたBig Five尺度の作成. 心理学研究, **67** (1)：61-67 (1996).

72) Wagner J, Gerstorf D, Hoppmann C, Luszcz MA : The nature and correlates of self-esteem trajectories in late life. *J Pers Soc Psychol*, **105** (1) : 139-

153 (2013).

73) 若林明雄：パーソナリティとは何か；その概念と理論．培風館，東京 (2009).

74) 渡邊芳之：性格とはなんだったのか；心理学と日常概念．新曜社，東京 (2010).

75) Winter DG, Barenbaum NB : History of modern personality theory and research. *In* Handbook of Personality ; Theory and Research, 2nd ed., ed. by Pervin LA, John OP, 3-27, Guilford Press, New York（1999）.

76) Woods SA, Hampson SE : Measuring the big five with single items using a bipolar response scale. *European Journal of Personality*, **19**（5）: 373-390 (2005).

77) Ziegler M, Kemper CJ, Kruyen P : Short Scales ; Five misunderstandings and ways to overcome them. *Journal of Individual Differences*, **35**（4）: 185-189 (2014).

（成田健一）

第13章

老年期の心理臨床

—— 老年臨床心理学の最前線 ——

── 要　約 ──

本章では，臨床心理学の立場から老年心理学研究の動向を概説する．
老年臨床心理学は，心理学の理論や方法から高齢者の適応や心理的
問題のメカニズムを探求し，高齢者の適応促進や心理的問題の解決
を目指す学問である．老年臨床心理学は比較的新しい学問分野であ
るが，人口の高齢化に伴い，その重要性は確実に増している．国内
外では，高齢者の心理的問題の予防・解消・解決，および適応支援
のための研究が行われている．とくに，認知症のアセスメントや介
入に関する研究は少なくない．高齢者の適応方略やレジリエンスに
関する基礎研究は臨床実践に重要なヒントをもたらすはずである．
フレイルや本人の主観的世界に注目した研究の必要性も指摘されて
いる．

Key words：アセスメント，介入，フレイル，認知症，本人世界，介護

はじめに

　臨床心理学は実践の科学であり，心理学の基礎研究から得られた知見
を，人々の幸福のために応用する学問である．アメリカ心理学会では，
臨床心理学を「科学，理論，実践を統合して，人間行動の適応調整や人
格的成長を促進し，さらには不適応，障害，苦悩の成り立ちを研究し，

問題を予測し，そして問題を軽減，解消することを目指す学問である」
と定義している [58]．老年臨床心理学は，高齢者を主たる対象として上記
の活動に取り組む学問である．

老年臨床心理学の基礎は老年心理学である [33]．老年心理学には，その
始まりから現在に至るまで，老いの不可思議さと不可知な死への知的関
心とともに，老いと死にまつわる苦悩から人々をいかにして救済するか
という問題意識が存在し続けている [55]．老年期は，老化への適応，引退
や死別などのライフイベント，認知症，うつ，不安などのメンタルヘル
ス問題，そして人生の終焉をどう迎えるかなど，数多くの課題に直面す
る時期である．また，老年期は，介護や権利擁護に関する問題のように，
本人のみならず，家族や社会をも視野にいれた対応が不可欠な課題が起
こりやすい時期でもある．さらにいえば，老年期は変容困難・非可逆的
な課題に直面することの多い時期であるともいえる．老年臨床心理学の
目的は，こうした老年期のさまざまな課題に起因する心理的諸問題の予
防，軽減，解決のために，アセスメントや介入を中心とした実践活動や，
そのための研究活動を通じて貢献することといえる．

本章では，高齢者に関する臨床心理学研究を概観し，老年臨床心理学
の歴史と今後の課題について若干の考察を試みる．

Ⅰ．老年臨床心理学小史

老年臨床心理学やその基礎分野である老年心理学の研究が始まったの
は，明確ではないが，おそらく 1920 年代と考えられる．なお，国内外
の老年心理学の詳細な歴史については，橘 [59]，長嶋 [43]，佐藤 [54] が詳しく
述べている．ここでは老年臨床心理学の歴史を中心に，最近の動向も含
めて国内外の歴史を簡単に振り返る．

20 世紀初頭は，高齢者心理に対する学者の関心は決して高くはなかっ
た．この背景には，高齢者人口が今ほど多くはなかったということもあ
ろうが，当時の著名な学者ら（例：ワトソン，フロイト）が初期発達に
おける経験が成人期以降の発達の主要因であり，それ以降の研究の必要

性を認めなかったことが関係しているのかもしれない[54]．臨床心理学の柱のひとつである心理療法の発展が遅れたのは，フロイトが精神分析は高齢者には向かないと述べ，その考えが後々まで影響したためとの見方[34]もある．しかし，文献[1,32]によると，1920年代ごろには，高齢者に対する臨床心理学の実践活動は，少ないながらも行われていたようである．その後，1993年にアメリカ心理学会は老年臨床心理学セクションの設立を承認した[1]．2015年には，アメリカ心理学会から『APA Handbook of Clinical Geropsychology Volume 1』『APA Handbook of Clinical Geropsychology Volume 2』（老年臨床心理学ハンドブック）[35]が刊行された．

　わが国における始まりはいつごろだろうか．その明確な時期は定かではないが，松本[39]が1925年の著書『智能心理學』のなかで高齢者の精神活動について言及していることを考慮すると，わが国におけるこの分野の研究は1920年代ごろには始まっていたといってよいのかもしれない（なお，この当時の心理学研究の歴史については佐藤[54]を参照されたい）．その後，1972年に東京都老人総合研究所（現・地方独立行政法人東京都健康長寿医療センター研究所）が開所され，そのなかに心理学研究室が設置されて以降，高齢者心理に関する組織的研究が開始された[33]．

　1970年後半から1980年代前半は，老年臨床心理学やその基礎である老年心理学に関する貴重な著書が相次いで刊行された．1971年に，橘[59]による大著『老年学；その問題と考察』が刊行された．このなかで橘は高齢者問題を生物-医学，社会学，心理学の立場から学際的に考察している．この著書で橘は，向老期の自我意識，認知，性格，人生観など，いまなお注目に値する高齢者心理のトピックスについて言及している．1977年には，老化のメカニズム，老年期の知能，適応，自己概念，死生観，老年期の精神障害，アセスメント，精神療法，犯罪，自殺など，臨床心理学上の重要課題を取り上げた『老年心理学』[21]が長谷川と霜山によって刊行された．その後，1980年には井上と長嶋[24]による『老年心理学』が，そして，1983年には井上による『老年期の臨床心理学；その実際と問題行動へのアプローチ』[25]が刊行され，老年心理学や老年

臨床心理学の礎が築かれた.

1990年代以降は,アセスメントや介入など,臨床心理学の立場から行われた高齢者研究が数多く行われた.当時,社会問題として注目され始めた認知症のアセスメントや介入に関する臨床心理学的研究は,この時期に大きく発展した.

アセスメントに関しては,1991年に,わが国ではその後の実践活動に大きなインパクトを与える論文が発表された.それは加藤ら[28]による「改訂長谷川式簡易知能評価スケール(HDS-R)の作成」である.HDS-Rは認知症のスクリーニング検査として開発された認知機能検査である.HDS-Rは,Folsteinら[12]が開発したMini-Mental State Examination(MMSE)と並んで,認知症スクリーニング検査としていまなお利用されている.この論文の筆頭著者である加藤伸司氏は,わが国における老年臨床心理学のパイオニアのひとりで,いまなお認知症ケアの第一線で活躍している.この論文の発表は,高齢者医療や福祉における心理アセスメントの重要性を広く知らしめる原動力となった.現在でも,認知機能のアセスメントは,高齢者領域における臨床心理学の主要な実践活動となっている.アセスメントに関する国内外の研究は活発である.DSM-5[4]における認知症(Major Neurocognitive Disorder)や軽度認知障害(Mild Neurocognitive Disorder)の診断基準においても,認知機能のアセスメントの重要性が示唆されている.近年は,初期認知症の認知機能障害や認知症の鑑別診断における認知機能検査の有用性が検討されている[3, 7, 9, 42, 49, 52].

わが国における介入研究も1990年代に大きく発展した.1992年には,矢部が企画し,野村と黒川[47]が著した『回想法への招待』が刊行された.本書は,それまで日本で注目されることの少なかった高齢者に対する心理療法の可能性を知らしめた.1998年には矢部[65]による『回想法;思い出話が老化をふせぐ』や,ボストン大学名誉教授のFreed教授による『The Changing World of Older Women in Japan』(邦訳タイトルは,『回想法の実際;ライフレビューによる人生の再発見』)[13]が相次いで刊行された.その後,現在に至るまで,回想法やライフレビューなど,高

齢者に対する心理学的接近法に関する研究が数多く報告されるように
なった．認知症や高齢者介護の問題が社会問題として大きく取り上げら
れるようになると，高齢者本人を主たる対象としたものだけでなく，高
齢者を介護する家族や高齢者介護施設で働く介護スタッフを対象とした
研究も盛んに行われるようになった．なおこれらの研究の詳細について
は，成書[64,72,73)]に譲る．

　現在，日本心理学会，日本心理臨床学会，日本老年精神医学会，日本
老年社会科学会，日本老年行動科学会など，さまざまな学会で老年臨床
心理学関連の研究が発表されるようになった．最近では，日本臨床心理
士会の定例研修会で高齢者支援に関する研修会が定期的に開催され，多
くの参加者を得るようになった．

Ⅱ．高齢者の心理的問題

　高齢者の心の問題の背景やその程度や経過に影響する要因は多様であ
る．そのため，臨床実践において高齢者の主訴を理解するには，生物-
社会-心理モデルのように，広い視点からのアプローチが不可欠である．
　アメリカ心理学会による『老年臨床心理学ハンドブック』[35)]では，多
彩な高齢者の心理的問題が取り上げられている．そこでは，うつ，不安
障害，パーソナリティ障害，統合失調症，アルコールや物質関連の問題，
自殺，軽度認知障害（mild cognitive impairment；MCI），認知症，睡眠
障害，性をめぐる諸問題，疼痛，糖尿病，肥満，自動車運転をめぐる問
題，家族介護者のアセスメントと治療，意思決定能力，死や悲嘆反応，
引退，虐待，そして結婚をめぐる問題など，多彩な問題が取り上げられ
ている．日本でも同様の問題が指摘されている．小杉[33)]は，老年期の問
題を，①老年期特有の疾病に関する問題（例：認知症などの精神障害な
ど），②高齢者に特有な問題（例：定年による離職，配偶者や友人の死
別，身体機能の低下など），③高齢者と周囲の人々との間に生ずる問題
（例：高齢者と家族との葛藤など）の３つに大別した．檮木[63)]は，高齢
者の心理的問題を，①高齢期に出現することの多い精神疾患・精神症状

（例：認知症，うつ病，幻覚妄想状態など），②主な心理社会的要因や身体的要因が推定される心理的不適応状態（例：死別，退職や子どもの自立などの役割変化，転居や入所，疾病や障害の発生など），③社会的に望ましくない心理・行動（例：自殺，高齢者虐待，介護ストレスなど）に分類した．

　以下に，最近注目されている研究課題を紹介する．

1．フレイル研究

　第1は，フレイル（frailty）に関する心理学研究である．フレイルは最近登場した用語で，従来は「老衰」や「虚弱」などと呼ばれていた状態を表している[46,53]．フレイルとは，加齢とともに予備能が低下し，要介護，死亡をきたしやすい状態である[6]．フレイルは，しかるべき介入により再び健常な状態に戻るという可逆性が包含されているため，フレイルに陥った高齢者を早期に発見し，適切な介入をすることで，生活機能維持・向上を図ることができる[5]．フレイルは，うつ[22]，認知機能低下[6]，社会的状況（例：経済的困窮）[50]などとも関連する．フレイルは今後の高齢者医療福祉における重要課題となるはずである．臨床心理学の立場からもこうした課題に積極的に取り組むことが必要である．

　ところで，一般に身体的機能の低下は，高齢者の心理的適応にネガティブな影響を与えることが多いと考えられてきた．たしかにそのような側面はあるが，なかには加齢による身体的機能の低下に対して適応的に対処し，心理的状態を良好な状態に保っている人もいることが明らかになってきた[16,36]．こうした点について老年的超越[60]という視点から検討した研究[36]がある．

　日本の都市部に住む85歳以上の高齢者（超高齢者）を対象に活動機能と心理的適応との関連を調べた増井ら[36]の研究は，超高齢期に身体機能や活動機能がかなり低下しても心理的な適応を高く維持できる人が少なくないことを示した．権藤ら[17]の研究でも，身体的機能の客観的側面が心理的適応に与える影響は，超高齢者では少なかった．この結果から権藤ら[17]は超高齢期には日常生活機能や身体機能の低下が顕著になる一

第13章　老年期の心理臨床　203

方，それらの低下に対する補償が十分に機能し，心理的適応が進むので
はないかと述べている．補償プロセスに関して，権藤[18]は，高齢期は生
物学的側面，社会的側面でさまざまな機能の低下や喪失を経験する年代
といえるが，人はそれらの喪失を甘んじて受け入れているわけではなく，
喪失に対する補償プロセスを発達させることで加齢による機能低下の影
響を減弱させていると指摘している．なお，補償プロセス理論について
は第1章「老年心理学研究の新展開」を参照されたい．また，高齢者の
レジリエンスやストレスコーピングに注目して高齢者の適応のメカニズ
ムを明らかにしようとする研究[16]もある．これらの研究は，高齢者の適
応にかかわる心理臨床実践に重要な根拠を与えてくれるはずであり，お
おいにその発展が期待される．

2．軽度認知障害・プレクリニカル・アルツハイマー病研究

　第2は，MCIやプレクリニカル・アルツハイマー病（Alzheimer's dis-
ease ; AD）に関する心理学的研究である．認知症に関する生物医学研
究の進歩に伴い，早期発見，早期介入への関心が高まっている．MCIは，
軽度の認知機能低下が認められる状態である．MCIの人のなかには認知
症にコンバートする人が含まれることから，ADなど認知症の前駆段階
といわれることもある．実践活動では，認知機能低下が認知症による病
的加齢の徴候なのか，それとも正常加齢の範囲内の変化なのかの判断が
求められることがある．病的加齢の始まりと正常加齢による認知機能低
下を区別するには，臨床心理学の立場からの研究だけでなく，認知的加
齢[19]の知見が不可欠である．

　プレクリニカルADは，ADと関連するバイオマーカー変化は検出さ
れるが，MCIに相当する軽度の認知機能障害すら認められない段階であ
る[48]．そのため，認知機能検査によって，MCIのように，この時期の変
化をアセスメントするタイプの研究はむずかしいかもしれないが，本人
や家族の心を支えるための研究は可能である．なぜなら，症状のない時
期に，しかも根治療法が確立していない段階で，自分がプレクリニカル
ADであると知って動揺しない人はいないはずだからである．近年，さ

まざまな場面で，認知症の早期診断が早期絶望にならないために，専門家はいかにしたらよいかが議論されている．この点については，臨床心理学の立場からもおおいに議論すべきである．告知後の本人や家族の心を支える実践やそのための研究の発展は，生物医学研究の発展と同じくらい重要である．

3．認知症の非薬物療法に関する心理学的研究

第3は，認知症に対する非薬物療法に関する心理学的研究である．なお，認知症に対する非薬物療法には，外科的な手術を伴う治療が含まれることがあるが，本章ではそれにはふれない．認知症高齢者に対しては，回想法，現実見当識訓練（リアリティー・オリエンテーション〈reality orientation ; RO〉），音楽療法，認知刺激を含む認知的介入など，さまざまな心理的介入の効果研究が報告されている[14, 15, 34, 69]．

回想法は認知症の心理療法として広く知られた方法で，1990年代から今日に至るまでさまざまな角度から研究が行われている（例：上倉ら[27]，津田[61]）．最近では，回想法の効果に関する総説やメタ分析が報告されている．たとえば，Cotelliら[11]は，回想法には情動面（気分）や認知機能が部分的に改善する効果が期待できると述べている．Huangら[23]は，無作為化比較試験（RCT）による大規模な介入研究12本のメタ分析の結果に基づいて，回想法の認知機能改善に対する効果は小さいが，抑うつ症状の改善には中等度の効果が認められ，とくに介護施設に入所中の高齢者に対する抑うつ症状改善の効果が大きいと述べている．

回想法以外の心理的介入に関する報告もある．メタ分析を含むUedaら[62]の研究では，音楽療法が認知症の行動・心理症状（behavioral and psychological symptoms of dementia ; BPSD）のマネジメントに効果的であることが示唆されている．学習療法や認知刺激（cognitive stimulation ; CS）を中心とした介入効果に関する研究も行われている[2, 29, 37, 38, 51, 71]．近年では，介護老人保健施設（以下，老健）における認知症短期集中リハビリテーションプログラム[20, 57]や，脳活性化リハビリテーション（脳活性化リハ）[66~68]の効果研究がいくつか報告されている．関根ら[57]は，

第13章　老年期の心理臨床　205

老健における脳活性化リハビリテーション（脳活性化リハ）[67, 68]の5原則に基づく認知症短期集中リハビリテーションプログラムの効果を122人の入所者を対象に検討した．その結果，認知機能，BPSD，意欲，抑うつに関する尺度の成績に改善がみられた．これらの結果から，関根らは，老健での認知症短期集中リハビリテーションは，入所者の認知機能や意欲の向上，およびBPSDや抑うつの低減に有効なことが多数例で示されたと述べている．脳活性化リハに関しては，RCTによる効果研究が山上ら[66]によって報告されている．山上らの研究では，週1回，3か月間，脳活性化リハの5原則に基づく集団リハビリテーション（集団リハ）を介入群に対して実施した．その結果，介入群では認知症の全般的重症度が改善し，また，主観的QOL（quality of life）も維持・改善の傾向を示した．これらの結果から，山上らは，老健のリハは個別リハが基準とされているが，脳活性化リハの5原則に基づく集団リハでも認知症の重症度が低減し，また，主観的QOLが維持・改善する可能性が示されたと述べている．

　認知症のタイプと非薬物療法に対する反応の違いを言及した研究もある．とくに，血管性認知症（vascular dementia ; VaD）とADでは，集団療法における参加の様子や経過が異なるという指摘[34, 41]がある．目黒[41]によると，ADの人は表面だけ愛想よく会話できてもグループワーク終了後には忘れてしまい，グループ全体が段階的に発展していくことは少ない．これに対して，VaDの場合，部分的に保持された能力に基づき，参加者同士の相互関係・社会性を徐々に構築していけるが，逆に感情的なしこりを記憶してしまう（負の社会性）こともあると目黒[41]は指摘している．なお，前頭側頭型認知症やレビー小体病を伴う認知症など，他の認知症に対する心理療法や認知リハの効果に関する研究は少なく，今後の課題である．

4．本人世界に注目した認知症研究

　第4は，本人世界に注目した認知症理解のための研究である．認知機能低下は，行為の結果や周囲の人や環境に対する現実認識を徐々に変容

させ，それが対人関係やコミュニケーションなどの社会的行動や，日常生活における問題解決能力の低下，かつまたは，不安や怒りの生起など，情動面の安定を脅かすこともある．近年，認知症の人々が体験する不安や混乱，対人関係，さらには，これらに対する本人なりの対処行動など，本人の体験を重視する考えが注目されている [10, 26, 30, 31, 74]．とくに注目を集めているのが，認知症の人々の行動をチャレンジング行動（challenging behavior ; CB）という視点から捉え直す試みである．James[26]によると，CBとはそうした行為が生じている場面において，その行為が身体的，あるいは精神的苦痛の原因となり，人々のウェルビーイング（well-being）を損なう行為で，その被害者となる人には，行為の主体である本人と，本人に直接かかわる周囲の人々が含まれる．認知症のCBは，欲求が満たされないことの本人なりの他者への伝達，直接欲求不満を満たすために本人なりに行った努力，あるいは欲求不満のサインが反映されていることが多い [10]．James[26]による『Understanding Behaviour in Dementia that Challenges』を監訳した山中 [70]は，「監訳者まえがき」のなかで，BPSDからCBへの転換の重要性を指摘している．山中は，海外では，周囲の人々からみれば理解しがたい行動や心理の原因をすべて認知症の症状に帰するのではなく，認知機能障害などによって生じた困難な状況に対する本人なりの努力や対応の結果，すなわちCBだととらえる視点の必要性を指摘している．かつて徘徊や不潔行為などは，行動の異常や問題行動と評されてきた．その後，BPSDという用語が登場したが，より認知症の行動を理解し，適切なケアへとつなげるためには，BPSDからCBへのパラダイムシフトが必要になってきているのである．

　CBは，困難な状況を本人なりに変えよう，解決しよう，そして周囲の人に伝えようとした努力の結果である [70]．しかし，私たちは，この結果である行動を見て，その行動が異常であるとか，問題であると判断しがちであるが，それでは行動から本人世界に近づくことはできない．CBという考え方は日本ではまだ十分に普及していないようであるが，認知症の人の行動が周囲へのシグナルであるとする考えは，1986年にすでに松下 [40]が指摘している．松下は，高齢者の異常行動は，高齢者に

よる周囲へのシグナルであり，なにかを訴え，なにかを表現し，なにか
をコミュニケートしたいための願いが，異常行動となって現れていると
いう解釈は一面の真理をもつと指摘している．本人なりの意図や理由か
ら行動の意味を理解しようとする視点が，認知症ケアにおいていかに重
要かがよくわかる．

James[26]は，認知症の行動を単なる「問題行動」とみなすかどうかは，
周囲の人々の寛容さや耐性と深くかかわり，その点からCBは社会的構
成概念であると述べている．このことは，家族への心理教育や認知症ケ
アにかかわる専門職へのコンサルテーションに際して考慮しなければな
らない重要な点である．行動の意味を深く洞察することで，周囲の人々
の本人への関わり方は大きく変わるはずである．よって，本人世界の理
解や家族や介護職員の支援に関する研究を通じて，臨床心理学は認知症
ケアの質向上に貢献できるはずである．

ところで，本人世界の理解のためには，認知機能障害の多面的評価，
および，それが本人の現実認識や対処行動に与える影響を知ることが不
可欠である．一般高齢者の認知機能を多面的に評価するならば，わが国
では日本版ウェクスラー成人知能検査第Ⅲ版（Wechsler Adult Intelli-
gence Scale-Third Edition ; WAIS-Ⅲ）[45]を使用することができる．しかし，
この検査を進行した認知症の人に実施することは現実的ではない．現在，
重度認知症のアセスメントツールとして，Severe Impairment Battery
(SIB)[56]やSevere Cognitive Impairment Rating Scale（SCIRS)[8]などがあ
るが，日本では十分に普及していない．

検査法以外のアセスメント研究も不可欠である．進行した認知症の人
には複雑な教示を伴う質問式の検査は施行不能となることが多く，観察
法や面接法も含めて，ケアに役立つアセスメント法の開発が求められて
いる．

5．高齢者介護研究

第5は高齢者介護に関する研究である．社会状況の変化に伴う老親扶
養や介護をめぐる問題への対応である．高齢者介護に伴う家族のストレ

スや介護職員のメンタルヘルスに関する研究は，以前から活発に取り組
まれてきた課題である．しかし，社会状況の変化に伴い，高齢者介護に
関する新しい課題も生じている．老老介護や認認介護はいうに及ばず，
育児と介護が重なるダブルケアをめぐる問題も注目を集めている[44]．働
き方や雇用状況，経済状況など，社会経済状況の変化もまた家族介護の
あり方に大きな影響を与える．そして，独居高齢者の介護のように，家
族介護を前提とした従来のシステムでは対応がむずかしいケースも増え
ている．虐待や介護離職も社会問題となっている．こうした問題に対し
ては，多職種協働に基づく対応が不可欠である．そのための研究が急が
れる．

おわりに

老年臨床心理学は，心理学の理論や方法に基づいて，高齢者の適応や
心理的問題のメカニズムを探求し，適応促進や心理的諸問題の予防や解
決を目指す学問といえる．

老年臨床心理学は比較的新しい学問分野であるが，高齢人口の増加に
伴い，わが国における老年臨床心理学の発展への期待は高まっている．

人生の終焉である老年期は変容困難，非可逆的な課題に直面しやすい
時期である．だからこそ，老年期の人々の心を支えることには重要な意
義がある．こうした実践とその基盤となる老年心理学研究の発展は，心
理学に課せられた大きなチャレンジである．

文 献

1) Abeles N : Historical perspectives on clinical geropsychology. *In* APA Hand-
book of Clinical Geropsychology, ed. by Lichtenberg PA, Mast BT, Vol.1,
History and Status of the Field and Perspectives on Aging, 3-17, American
Psychological Association, Washington, D.C. (2015).

2) Aguirre E, Spector A, Hoe J, Russell IT, et al.: Maintenance Cognitive Stim-
ulation Therapy (CST) for dementia ; A single-blind, multi-centre, ran-
domized controlled trial of Maintenance CST vs. CST for dementia. *Trials*,
11 : 46 (2010).

3) Ala TA, Hughes LF, Kyrouac GA, Ghobrial MW, et al.: Pentagon copying is more impaired in dementia with Lewy bodies than in Alzheimer's disease. *J Neurol Neurosurg Psychiatry*, **70**（4）: 483-488（2001）.

4) American Psychiatric Association（日本精神神経学会日本語版用語監修, 髙橋三郎, 大野　裕監訳, 染矢俊幸, 神庭重信, 尾崎紀夫, 三村　將ほか訳）: DSM-5® 精神疾患の診断・統計マニュアル. 医学書院, 東京（2014）.

5) 荒井秀典: フレイルの意義. 日老医誌, **51**（6）: 497-501（2014）.

6) 荒木　厚: フレイルと認知機能障害. 老年精神医学雑誌, **27**（5）: 497-503（2016）.

7) Chapman RM, Mapstone M, Porsteinsson AP, Gardner MN, et al.: Diagnosis of Alzheimer's disease using neuropsychological testing improved by multivariate analyses. *J Clin Exp Neuropsychol*, **32**（8）: 793-808（2010）.

8) Choe JY, Youn JC, Park JH, Park IS, et al.: The Severe Cognitive Impairment Rating Scale ; An instrument for the assessment of cognition in moderate to severe dementia patients. *Dement Geriatr Cogn Disord*, **25**（4）: 321-328（2008）.

9) Clark LR, Schiehser DM, Weissberger GH, Salmon DP, et al.: Specific measures of executive function predict cognitive decline in older adults. *J Int Neuropsychol Soc*, **18**（1）: 118-127（2012）.

10) Cohen-Mansfield J : Nonpharmacologic interventions for inappropriate behaviors in dementia ; A review, summary and critique. *Am J Geriatr Psychiatry*, **9**（4）: 361-381（2001）.

11) Cotelli M, Manenti R, Zanetti O : Reminiscence therapy in dementia ; A review. *Maturitas*, **72**（3）: 203-205（2012）.

12) Folstein MF, Folstein SE, McHugh PR : "Mini-mental sate" ; A practical method for grading the cognitive state for the clinician. *J Psychiatr Res*, **12**（3）: 189-198（1975）.

13) Freed AO : The Changing World of Older Women in Japan. Knowledge, Ideas & Trends, Manchester（1993）.（黒川由紀子, 伊藤淑子, 野村豊子訳: 回想法の実際 ; ライフレビューによる人生の再発見. 誠信書房, 東京, 1998）

14) 深津　亮, 斎藤正彦（編）: くすりに頼らない認知症治療 I ; 非薬物療法のすべて. ワールドプランニング, 東京（2009）.

15) 深津　亮, 斎藤正彦（編）: くすりに頼らない認知症治療 II ; 非薬物療法のすべて. ワールドプランニング, 東京（2009）.

16) Garroway AM, Rybarczyk B : Aging, chronic disease, and the biopsychosocial model. *In* APA Handbook of Clinical Geropsychology, ed. by Lichtenberg PA, Mast BT, Vol.1, History and Status of the Field and Perspectives on

Aging, 563-586, American Psychological Association, Washington, D.C. (2015).

17) 権藤恭之, 古名丈人, 小林江里香, 岩佐 一ほか：超高齢者における身体的機能低下と心理的適応；板橋区超高齢者訪問悉皆調査の結果から. 老年社会科学, **27**(3)：327-338（2005）.

18) 権藤恭之：生物的加齢と心理的加齢.（権藤恭之編）高齢者心理学, 23-40, 朝倉書店, 東京（2008）.

19) 権藤恭之, 石岡良子：高齢者心理学の研究動向；認知加齢に注目して. 日老医誌, **51**(3)：195-202（2014）.

20) 葉梨大輔, 葉梨之紀, 保坂真理, 藤波国子ほか：老人保健施設における介護職による認知症短期集中リハビリテーションプログラムの効果についての介入研究. *Dementia Japan*, **29**(4)：615-621（2015）.

21) 長谷川和夫, 霜山徳爾：老年心理学. 岩崎学術出版社, 東京（1977）.

22) 服部英幸：うつとフレイル.（荒井秀典編）フレイルハンドブック－ポケット版, 57-59, ライフ・サイエンス, 東京（2016）.

23) Huang HC, Chen YT, Chen PY, Huey-Lan Hu S, et al.: Reminiscence Therapy Improves Cognitive Functions and Reduces Depressive Symptoms in Elderly People With Dementia ; A Meta-Analysis of Randomized Controlled Trials. *J Am Med Dir Assoc*, **16**(12)：1087-1094（2015）.

24) 井上勝也, 長嶋紀一（編）：老年心理学. 朝倉書店, 東京（1980）.

25) 井上勝也（編）：老年期の臨床心理学；その実際と問題行動へのアプローチ. 川島書店, 東京（1983）.

26) James IA : Understanding Behaviour in Dementia that Challenges ; A Guide to Assessment and Treatment. Jessica Kingsley Publishers, UK（2011）.（山中克夫監訳：チャレンジング行動から認知症の人の世界を理解する；BPSDからのパラダイム転換と認知行動療法に基づく新しいケア. 星和書店, 東京, 2016）

27) 上倉安代, 益子洋人, 加地由美子：病院臨床における関わりの困難な認知症患者への集団回想法の効果. 心理臨床学研究, **33**(2)：185-190（2015）.

28) 加藤伸司, 下垣 光, 小野寺敦志, 植田宏樹ほか：改訂長谷川式簡易知能評価スケール（HDS-R）の作成. 老年精神医学雑誌, **2**(11)：1339-1347（1991）.

29) Kawashima R, Okita K, Yamazaki R, Tajima N, et al.: Reading aloud and arithmetic calculation improve frontal function of people with dementia. *J Gerontol A Biol Sci Med Sci*, **60**(3)：380-384（2005）.

30) Kitwood T : Towards a theory of dementia care ; The interpersonal process. *Ageing Soc*, **13**(1)：51-67（1993）.

31) Kitwood T : Dementia Reconsidered. Open University Press, Buckingham

（1997）.

32) Knight B, Kelly M, Gatz M : Psychotherapy and the older adult. *In* The History of Psychotherapy, ed. by Freedman DK, 528-551, American Psychological Association, Washington, D.C. (1992).

33) 小杉正太郎：老年期の臨床心理学を展開するうえでの基本問題．（井上勝也編）老年期の臨床心理学；その実際と問題行動へのアプローチ，10-18，川島書店，東京（1983）.

34) 黒川由紀子：回想法；高齢者の心理療法．誠信書房，東京（2005）.

35) Lichtenberg PA, Mast BT（eds.）: APA Handbook of Clinical Geropsychology, Vol.1 & Vol.2, American Psychological Association, Washington, D.C. (2015).

36) 増井幸恵，権藤恭之，河合千恵子，呉田陽一ほか：心理的 well-being が高い虚弱超高齢者における老年的超越の特徴；新しく開発した日本版老年的超越質問紙を用いて．老年社会科学，32（1）: 33-47（2010）.

37) Matsuda O : Cognitive stimulation therapy for Alzheimer's disease ; The effect of cognitive stimulation therapy on the progression of mild Alzheimer's disease in patients treated with donepezil. *Int Psychogeriatr,* **19**（2）: 241-252 (2007).

38) Matsuda O, Shido E, Hashikai A, Shibuya H, et al.: Short-term effect of combined drug therapy and cognitive stimulation therapy on the cognitive function of Alzheimer's disease. *PSYCHOGERIATRICS,* **10**（4）: 167-172 (2010).

39) 松本亦太郎：智能心理學．改造社，東京（1925）.

40) 松下正明：シグナルとしての行動異常．老年精神医学，**3**（1）: 6-8 (1986).

41) 目黒謙一：血管性認知症；遂行機能と社会適応能力の障害．ワールドプランニング，東京（2008）.

42) Murayama N, Iseki E, Yamamoto R, Kimura M, et al.: Utility of the Bender Gestalt Test for differentiation of dementia with Lewy bodies from Alzheimer's disease in patients showing mild to moderate dementia. *Dement Geriatr Cogn Disord,* **23**（4）: 258-263 (2007).

43) 長嶋紀一：老年心理学研究の歴史と展望．（井上勝也，長嶋紀一編）老年心理学，15-32，朝倉書店，東京（1980）.

44) 内閣府男女共同参画局：平成 27 年度育児と介護のダブルケアの実態に関する調査報告書．（2016）. Available at : http://www.gender.go.jp/research/kenkyu/wcare_research.html

45) 日本版 WAIS-Ⅲ刊行委員会：日本版 WAIS-Ⅲ成人知能検査．日本文化科学社，東京（2006）.

46) 日本老年医学会：フレイルに関する日本老年医学会からのステートメン

ト. (2014). Available at : https://www.jpn-geriat-soc.or.jp/info/topics/pdf/
20140513_01_01.pdf

47) 野村豊子, 黒川由紀子：回想法への招待. スピーチ・バルーン, 東京 (1992).

48) 布村明彦：MCI とプレクリニカル AD の概念と疫学. 老年精神医学雑誌, **27** (6)：607-615 (2016).

49) Oda H, Yamamoto Y, Maeda K : Neuropsychological profile of dementia with Lewy bodies. *PSYCHOGERIATRICS*, **9** (2)：85-90 (2009).

50) 岡村　毅, 的場由木：フレイルと貧困. 老年精神医学雑誌, **27** (6)：521-527 (2016).

51) Orgeta V, Leung P, Yates L, Kang S, et al.: Individual cognitive stimulation therapy for dementia ; A clinical effectiveness and cost-effectiveness pragmatic, multicentre, randomised controlled trial. *Health Technol Assess*, **19** (64)：1-108 (2015).

52) Petrova M, Mehrabian-Spasova S, Aarsland D, Raycheva M, et al.: Clinical and Neuropsychological Differences between Mild Parkinson's Disease Dementia and Dementia with Lewy Bodies. *Dement Geriatr Cogn Dis Extra*, **5** (2)：212-220 (2015).

53) 佐竹昭介, 荒井秀典：フレイルの概念. 老年精神医学雑誌, **27** (5)：489-496 (2016).

54) 佐藤眞一：高齢者と加齢をめぐる心理学的考察の歴史と展望. (権藤恭之編) 高齢者心理学, 1-22, 朝倉書店, 東京 (2008).

55) 佐藤眞一：老年心理学からのアプローチによる認知症研究の基礎と応用. 発達心理学研究, **24** (4)：495-503 (2013).

56) Saxton J, McGoingle-Gibson K, Swihart A, Miller A, et al.: Assessment of the severely impaired patient ; Description and validation of a new neuropsychological test battery. *Psychol Assess*, **2**：298-303 (1990).

57) 関根麻子, 永塩杏奈, 高橋久美子, 加藤　實ほか：老健における認知症短期集中リハビリテーション；脳活性化リハビリテーション 5 原則に基づく介入効果. *Dementia Japan*, **27** (3)：360-366 (2013).

58) 下山晴彦：臨床心理学の全体構造. (下山晴彦編) よくわかる臨床心理学 [改訂新版], 2-5, ミネルヴァ書房, 京都 (2009).

59) 橘　覚勝：老年学；その問題と考察. 誠信書房, 東京 (1971).

60) Tornstam L : Gerotranscendence ; A Developmental Theory of Positive Aging. Springer Publishing Company, New York (2005).

61) 津田理恵子：認知症共同生活介護におけるグループ回想法導入の効果. 社会福祉学, **56** (2)：141-151 (2015).

62) Ueda T, Suzukamo Y, Sato M, Izumi S : Effects of music therapy on behavioral and psychological symptoms of dementia ; A systematic review and

meta-analysis. *Ageing Res Rev*, **12** (2) : 628-641 (2013).

63) 檮木てる子：臨床：高齢者の心理的問題. (権藤恭之編) 高齢者心理学, 170-186, 朝倉書店, 東京 (2008).

64) Woods B : Residential care. *In* Handbook of the Clinical Psychology of Ageing, 2nd ed., ed. by Woods B, Clare L, 289-309, John Wiley & Sons, West Sussex (2008).

65) 矢部久美子：回想法；思い出話が老化をふせぐ. 河出書房新社, 東京 (1998).

66) 山上徹也, 堀越亮平, 田中壮佶, 山口晴保：老健における脳活性化リハビリテーションの有効性に関する RCT 研究；集団リハで認知症重症度改善と主観的 QOL 保持. *Dementia Japan*, **29** (4) : 622-633 (2015).

67) 山口晴保, 佐土根朗, 松沼記代, 山上徹也：認知症の正しい理解と包括的医療・ケアのポイント. 第2版, 143-219, 協同医書出版, 東京 (2010).

68) Yamaguchi H, Maki Y, Yamagami T : Overview of non-pharmacological intervention for dementia and principles of brain-activating rehabilitation. *PSYCHOGERIATRICS*, **10** (4) : 206-213 (2010).

69) 山口智晴, 山口晴保：アルツハイマー病の非薬物療法. 日老医誌, **49** (4) : 437-441 (2012).

70) 山中克夫：監訳者まえがき；解説にかえて. (James IA 著, 山中克夫監訳) チャレンジング行動から認知症の人の世界を理解する；BPSD からのパラダイム転換と認知行動療法に基づく新しいケア, iii‐vi, 星和書店, 東京 (2016).

71) Yamanaka K, Kawano Y, Noguchi D, Nakaaki S, et al.: Effects of cognitive stimulation therapy Japanese version (CST-J) for people with dementia ; A single-blind, controlled clinical trial. *Aging Ment Health*, **17** (5) : 579-586 (2013).

72) Zarit SH : Interventions with family caregivers. *In* A Guide to Psychotherapy and Aging ; Effective Clinical Interventions in a Life-Stage Context, ed. by Zarit SH, Knight B, 139-159, American Psychological Association, Washington, D.C. (1996).

73) Zarit SH, Edwards AB : Family caregiving ; Research and clinical intervention. *In* Handbook of the Clinical Psychology of Ageing, 2nd ed., ed. by Woods B, Clare L, 255-288, John Wiley & Sons, West Sussex (2008).

74) Zwijsen SA, van der Ploeg E, Hertogh CM : Understanding the world of dementia ; How do people with dementia experience the world? *Int Psychogeriatr*, **28** (7) : 1067-1077 (2016).

(松田　修)

215

第14章
老年精神医療における
老年心理学研究の応用

---要 約---

本章では，老年精神医療における老年心理学研究の重要性，および，
その可能性と課題について論じた．老年精神医学と老年心理学は，
医学と心理学という異なる学問領域を背景としているが，どちらも
高齢者や加齢を視野にいれた研究分野であり，また，学際的で他の
学問領域・分野との関連が深く，人の人生を横断的・縦断的な観点
から理解する視点が不可欠なところに共通点がある．老年期のメン
タルヘルス問題にはパーソナリティや加齢による能力低下の影響が
関与していることがある．これらの点に関する老年心理学の知見は，
老年精神医療においても重要な意味をもつはずである．老年臨床心
理学はさらに老年精神医療との関連が強い．非薬物療法のひとつで
ある心理療法や，診断の補助情報を得るためのアセスメントは，老
年精神医療における臨床心理学の重要な実践活動である．今後，さ
らに老年心理学が発展し，老年精神医療を支える学問領域のひとつ
として確固たる位置づけがなされることを願う．

Key words：加齢による能力変化，心理療法，神経認知領域のアセスメ
ント

はじめに

おおよそあらゆる分野の研究は人々の幸福に資することを目的として

おり，この点は，老年精神医療を支える研究分野である老年精神医学も，心理学の視点から高齢者の心の仕組みや働きを解明しようとする老年心理学も同じである．

　老年精神医学と老年心理学は，医学と心理学という異なる学問領域を背景としているにもかかわらず，共通点もある．それは単にともに高齢者を主たる研究対象とする点だけではない．どちらも学際的で他の学問領域・分野との関連が深く，また，人の人生を横断的・縦断的な観点から多角的，総合的に理解する視点が不可欠だという点で，両者は共通している．

　佐藤[24]が指摘するように，老年心理学は，学際的領域である老年学の一領域と認識されると同時に，時間指標を含む心理学の分野である発達心理学の一領域である．さらに，近年は加齢による脳の器質的な変化に起因する認知症や，高齢者特有の心理的・社会的状況の要因が症状形成に大きな影響を与えるうつ状態や不安といったメンタルヘルス問題への関心が高まり[28]，臨床心理学との関連も強くなってきた[24]（→第1章参照）．こうしたなか，心理臨床実践に関する専門職の団体である日本臨床心理士会においては，高齢者支援専門部会が立ち上がり，定期的に高齢者の心理臨床に関する研修会が開催されるようになってきた．

　以上の動向を踏まえて，本章では，老年心理学の知見が老年精神医療においてなぜ重要なのか，そして，老年精神医療における老年心理学研究の応用について，その可能性と課題を中心に論じたい．

Ⅰ．老年精神医療における心理学的理解の必要性

　老年心理学研究の知見が老年精神医療においてなぜ必要なのか．その主たる理由は，加齢による能力変化や，老年期特有の心理社会的状況が，高齢者の精神疾患の発現機序や症状形成に大きな影響を与えており[15,22,28]，これらの理解には老年心理学の知見が活用可能だからである．さらに，松下[15]が指摘するように，そもそも老年精神医学は，脳や身体に関連する他の専門分野の医学はもちろん，心理学などの他の学問領域

との関連が深い．その意味においても，老年心理学の知見は，老年精神医療において不可欠であることは明らかである．

　加齢変化に伴う能力変化について斎藤[22]は，老年期の精神疾患の治療に際しては顕在化している症状が神経症的なものであったとしても，脳の器質的変化の検索，心理学的な能力のアセスメントなどによって，患者のもつ潜在的な能力の程度を把握しておく必要性があると指摘している．老年期特有の心理社会的状況やそれに伴うストレスについては，小林と丹羽[9]は，高齢者の場合，ライフイベントに伴うストレスに，老化に伴う生物学的変化やその他の心理社会的変化が多因子的に関与することで，幻覚や妄想などの症状が形成されると指摘している．

　このように加齢による能力低下や老年期特有の心理的，社会的状況を知ることは高齢者のメンタルヘルス問題の診断や治療方針の決定に際して重要な意味をもつのである．

1．加齢による能力変化の特徴の解明

　加齢による心理機能の変化の理解については，老年心理学研究のなかでも，加齢による感覚機能の変化[19]や，コグニティブエイジング（認知的加齢）研究[5, 6, 10, 13, 19, 20, 25, 30, 31]から得られた知見が参考になる．

　山中[31]は，アメリカの知能研究[12]を引用して知能の加齢変化の特徴とその影響について論じている．山中[31]によると，加齢による能力低下の開始時期が比較的遅く，かつ，その程度も穏やかな結晶性能力に対して，処理速度，知覚推理（流動性能力／視覚処理）は比較的若い年代から低下し，とくに，処理速度は加齢による低下の度合いが最も大きい．これらの影響として山中は，高齢者では状況を理解したり，物事に取り組んだりするスピードが極端に低下し，二次元的，三次元的な視覚操作やこれまで経験したことのない操作を必要とする作業が苦手になると指摘している（→第2章参照）．

　ワーキングメモリについて山中[31]は，成人期においては比較的安定しているが，老年期に近づくと低下が始まると述べ，そのために，高齢者は注意の範囲が狭くなり，物事を同時に考えたり処理したりすることも

苦手になると指摘している（→第2章参照）．これに対して，苧阪[20]は，平均すると高齢者のワーキングメモリの働きが低下すると述べたうえで，課題によっては加齢によるワーキングメモリの低下の程度が異なることがあり，高齢者ではワーキングメモリの働きがすべて低下するという思い込みが必ずしも正しくない可能性があると指摘している（→第9章参照）．課題によって加齢変化の影響が異なる可能性があるという指摘は，今後の研究に重要な示唆を与えるものである．

ところで，ワーキングメモリは，近年大きな関心を集めている実行機能の主要な構成要素のひとつと考えられている[1,10,21]．実行機能はわれわれの日常生活活動の基盤となる能力であり[21]，この能力の低下は，高齢者の手段的日常生活動作 (instrumental activities of daily living ; IADL) と関連する可能性がある[10]（→第4章参照）．さらにワーキングメモリや実行機能の低下は，高齢者の新規場面における問題解決能力の低下を招く可能性がある．このことが近年横行している振り込め詐欺や不当契約の締結などのトラブルに高齢者が巻き込まれる一つの要因となっている可能性もある．いずれにしても，IADL や問題解決能力の低下は，高齢者の自尊感情や活動意欲などと関連しながら，彼らのメンタルヘルス問題のメカニズムに影響を与えるはずである．この点については今後のさらなる研究が待たれるところである．

2．高齢者特有の心理的，社会的状況の理解

加齢による能力低下に加えて，高齢期特有のライフイベントや心理社会的状況も，高齢者のメンタルヘルスに重要な影響を与える．老年期に起こるライフイベントのなかにはどうしても避けられない宿命的なものや，自らの努力だけでは根本的に解決することがむずかしいものもある．配偶者との死別，老親介護，社会的孤立[8]，そして，病気や障害は，その代表的な例である．なかでも加齢による病気や障害は高齢者の多くが経験する出来事である．

病気や障害と高齢者のメンタルヘルスとの関連について，高橋[28]は，病跡学の立場から，人は病みながら生きる存在であり，病や障害を抱え

ながら生きることが多い高齢者は「病みながら生きる」という生き方を求められている存在であると指摘している．病気や障害に伴うストレスは，高齢者のうつ状態や不安，さらには活動性の低下やそれに伴う心身機能の低下に影響を与えることがある．しかしその一方で，同様の出来事に直面しても，その結果として起こる反応や結果が人によって異なる場合もある．このような個人差に注目した研究も老年心理学の研究課題となっているようである[18]（→第12章参照）．

　このように，高齢者のメンタルヘルス問題を理解するには，高齢者特有のライフイベントや高齢者特有の心理社会的状況を十分に考慮することが不可欠である．この点においても，老年心理学の知見は重要な示唆をもたらすはずである．

Ⅱ．老年心理学の応用
── その可能性と課題 ──

1．高齢者に対する心理療法
　黒川[11]や斎藤[22]が指摘するように，かつては高齢者に対する心理療法には効果がないとする見方が大半であったが，いまやそのように主張する人は少ないのではないか．前述のように，老年期の精神疾患の症状形成の背景には，脳の器質的な変化や，遺伝的要因による素質に加えて，心理的要因が関与している場合が少なくない[22]．こうした症状に対しては，薬物療法だけでなく症状の背景にある心理的葛藤や不安に注目した心理療法（医療では精神療法と記述されるが，本稿では心理療法と表記する）が必要な場合がある[11,22]．

　近年では，老年期特有の心理社会的状況に起因するメンタルヘルス問題はもとより，認知症のように，その主たる背景が脳の器質的変化である障害に対する治療においても，心理学的手法を応用したアプローチが注目されるようになってきた[2]．その主なものは，回想法，支持的精神療法，リアリティー・オリエンテーション，認知リハビリテーション，認知行動療法などである．また，家族や周囲の人々を含む心理教育も注

目されている[14]. これらのなかには, 認知症の中核的症状である認知機能障害の維持に焦点をあてているものもあれば, 認知症による生活機能障害の改善や, 認知機能障害に起因する不安や混乱, さらには, 認知症を生きる人々の了解可能な心理的混乱の軽減に焦点をあてているものもある.

ところで, 近年では, 認知症になった本人の苦悩や葛藤に注目した映画や番組あるいは書籍を目にする機会が増えたように感じる. 認知症という体験を本人がどう主観的に感じているのかを, 容易にわれわれが理解できるものではないが, だからこそ, 本人の主観, とくに不安について注目し, その理解の努力をあきらめてはならない. 斎藤[23]は, この点を明快に論じている. 今では, 認知症に対する心理的支援の必要性に意義を唱える人は少なくなってきた. むしろ, 根治困難な病気であるからこそ, 本人の不安や混乱に対する心理的サポートが必要であると認識されるようになってきた. しかし残念なことに, 現時点では, だれもが容易に, こうした支援が受けられる状況にはなさそうである. 公認心理師の国家資格化を契機に, こうした支援を行う専門家として心理学の専門職が医療制度のなかに明確に位置づけられる時代が来ることを期待したい. もちろん, そのための教育と研究は老年心理学者の重要な使命である.

このように, 高齢者に対する心理学的アプローチへの期待は徐々に高まっている. しかし, 高齢者に対する場合には, 他の世代の人々に対する場合とは異なる配慮が不可欠である. この点について斎藤[22]は, 認知症疾患の前駆症状として発症した神経症様症状や気分障害である場合はいうに及ばず, 老年期機能性精神疾患としか診断できないような場合でも, 老化によるキャパシティーの限界を把握せずして行われる心理療法的接近はしばしば侵襲的でさえあると指摘している. さらに, 黒川[11]は, 高齢者の心の問題を扱うセラピストに求められる姿勢として, ①残された時間が有限であるという切実さを認識すること, ②重要な他者の多くとすでに死別しているという状況を想像すること, ③ライフステージすべての心理的問題が再浮上する可能性があることを念頭におくこと, ④

過去の他者との関係ややりとりが再現され，転移・逆転移が生じる可能性があることを認識すること，⑤老年期を生きる人の長き人生の歴史，過去，現在のすべての不可知の大きさに敬意をはらいつつも，さりとて圧倒されない軸足を地につけ，曖昧さを引き受ける覚悟をもつこと，⑥意味や価値を求める方向性と意味や価値から解放されたいと願う方向性があることを認識すること，⑦死を含む「別れ」に立ち会う機会が多いことを認識すること，の7点を指摘している．これらの点は，心理療法の場面のみならず，老年精神医療にかかわるすべての医療従事者が心得なくてはならない姿勢であるといっても過言ではない．

2．神経認知領域の心理アセスメント

2013 年に刊行された Diagnostic and Statistical Manual of Mental Disorders, Fifth Edition（DSM-5）[1]には，dementia（認知症）に相当すると考えられる Major Neurocognitive Disorders（NCD）と，mild cognitive impairment（MCI：軽度認知障害）の概念に相当すると考えられる Mild NCD という診断カテゴリーが登場し，議論を呼んでいる[16]．

NCD の診断では，神経認知領域と呼ばれる6つの認知機能カテゴリーのうち，1つ以上の領域において，以前の行為水準からの低下の証拠が必要とされる．なお，各領域の概念や評価に関する詳細な議論については「老年精神医学雑誌」第26巻第3号（2015年3月号）に優れた総説が掲載されているので，それらを参照されたい[3, 4, 7, 17, 26, 27, 29]．

周知のように，DSM-5 では，複雑性注意と社会的認知と呼ばれる領域が神経認知領域のなかに含まれた．複雑性注意は，注意の持続・分配・選択と処理速度を含む領域である．一方，社会的認知は情動認知と心の理論を含む領域である．注意はさまざまな認知機能の基盤となる役割を果たす重要な機能であり，人間の認知行動に大きな影響を与えていると考えられる[29]．同様に，社会的認知は，人が周囲の人々との関係を維持しながら，社会のなかで適切に生活するために必要な機能である[7]．

田渕ら[27]によると，NCD における診断基準 A の神経認知領域の低下に関しては主観的評価と客観的評価の両方が必要とされている．主観的

評価は，本人，本人をよく知る状況提供者，または臨床家による認知機能の低下の懸念に関する証拠に基づくものである．一方，客観的評価は，標準化神経心理学的検査もしくは定量化された臨床評価による認知行為の障害の実証に基づくものである．これらの評価に関しては，考慮すべき点がいくつかある．

　まず，主観的評価において考慮しなくてはならないのは，高齢者にみられるメタ認知の加齢変化やレジリエンスの影響である．記憶の減退は高齢者がしばしば経験する認知機能低下の懸念である．清水[25]によると，高齢者の記憶モニタリングは若年者と比べてあまり差がないという研究報告はあるものの，高齢者の記憶モニタリングの問題を指摘する研究報告もあり，また，課題状況によっては自己の課題成績を過小評価することもあれば過大評価することもあるという（→第8章参照）．一方，レジリエンスとは精神的な回復力や弾力性であり，諸機能の低下に対する適応能力と考えることができる[18]．さらにいえば，神経症傾向や不安傾向といったある種の性格傾向や，ストレスコーピング能力なども，出来事に対するわれわれの評価の仕方に影響を与える．診察場面で本人や家族などの情報提供者から語られる懸念の程度を医師が判断する際には，人々の主観的評価に与える諸要因の影響を十分に考慮することが不可欠なのはいうまでもない．

　一方，客観的評価にも課題はある．DSM-5 では，本人の年齢，教育年数，文化的な背景に対して適切な基準としての神経心理学的検査の成績を客観的評価の根拠として挙げている．しかも，Major NCD では標準偏差の2倍以上の低下，Mild NCD では標準偏差の1～2倍の範囲の低下としている[27]．こうした基準の妥当性や根拠に関しても議論があるところではあるが，そもそもこのような判断に利用できるノルムがある標準化検査は日本にはどのくらいあるのか，そして実際にそうした検査を実施できる専門職のいる医療機関はどのくらいあるのか，といった現実的課題もある．海外の主要な標準化検査は，ノルムの更新や検査問題の改訂を定期的に行うことで，検査結果の精度を高める努力が行われている．わが国においても同様の取組みは必要である．さらに，当初想定されて

第14章　老年精神医療における老年心理学研究の応用　223

いた適用年齢の範囲を上回る高齢者に対して検査を実施する機会も少なくない．超高齢者にも適用可能な検査の開発や，これらの人の検査の標準値に関する研究がもっと必要である．加えて，教育歴，健康状態，そして，老化による感覚機能や運動機能の変化が，検査実施の可否や検査成績そのものに与える影響も考慮しなくてはならない．

　さらにいえば，神経認知領域の下位項目のなかには，自伝的記憶が含まれている．自伝的記憶について増本[13]は，自伝的記憶は個人的な出来事に関する記憶であり，想起された内容の真偽を確認することがむずかしいと指摘している（→第7章参照）．単身世帯の高齢者の場合，本人が語る自伝的記憶の真偽を確認する作業はさらに困難となることも考えられる．増本[13]によれば，自伝的記憶研究では，記憶の真偽の確認が困難であるために，記憶の正確さや記憶量といった記憶成績よりも，なにを覚えているのか，あるいは思い出すのかといった記憶の質に焦点があてられる．こうした基礎研究で使われている実験課題を臨床場面で使用可能な検査へと応用することはできないだろうか．心理学研究と測定方法に関して熊田[10]は，認知機能に関する心理学研究は，それを調べるための実験課題の発展と不可分であると指摘している（→第4章参照）．たしかにその通りである．しかし，実験課題を臨床実践で使用可能なものにするためには，教育歴，年齢，文化的背景の影響を考慮しつつ，適切なノルムを得るための標準化の作業や，教示や採点基準の明確化など，統一された実施法の確立が不可欠である．こうした課題に取り組むことも，老年心理学者に課せられた使命ではないだろうか．

おわりに

　松下[15]が指摘するように，老年期の精神疾患は，脳，身体，心理，社会という4つの要因が複雑に絡み合って発症に至り，また，老年精神医学は，社会学などと同様に，心理学との関連が深い学問領域である．残念ながら，国内では老年心理学研究の数は決して多くはない．しかし，高齢化に伴う諸問題，とりわけ高齢者のメンタルヘルス問題は国民全体

の幸福にかかわる大問題である．こうした問題をもつ人々の幸福のために，わが国の老年心理学研究がさらに発展し，老年精神医療を支える学問領域のひとつとして確固たる位置づけがなされることを願う．

文　献

1) American Psychiatric Association : Diagnostic and Statistical Manual of Mental Disorders, Fifth Edition. American Psychiatric Association, Arlington, VA (2013).

2) 深津　亮，斎藤正彦（編）：くすりに頼らない認知症治療 I．ワールドプランニング，東京（2009）．

3) 福井俊哉：言語障害；その概念と評価法．老年精神医学雑誌，**26**（3）：264-269（2015）．

4) 二村明徳，河村　満：知覚-運動；その概念と評価法．老年精神医学雑誌，**26**（3）：270-276（2015）．

5) 石原　治：高齢者の記憶．老年精神医学雑誌，**26**（6）：689-695（2015）．

6) 板口典弘，福澤一吉：高齢者の言語；加齢による単語認知・産出および語彙ネットワークの変容．老年精神医学雑誌，**26**（5）：541-549（2015）．

7) 小早川睦貴：社会的認知；その概念と評価法．老年精神医学雑誌，**26**（3）：277-283（2015）．

8) 小林江里香：高齢者の社会関係・社会活動．老年精神医学雑誌，**26**（11）：1281-1290（2015）．

9) 小林直人，丹羽真一：老年期の幻覚・妄想．老年精神医学雑誌，**16**（5）：595-602（2005）．

10) 熊田孝恒：高齢者の実行機能．老年精神医学雑誌，**26**（4）：429-435（2015）．

11) 黒川由紀子：老年期の心理療法．老年精神医学雑誌，**16**（11）：1299-1303（2005）．

12) Lichtenberger EO, Kaufman AS : Essentials of WAIS-IV Assessment. John Wiley & Sons, New Jersey（2009）．

13) 増本康平：高齢者の自伝的記憶．老年精神医学雑誌，**26**（7）：813-820（2015）．

14) 松田　修：高齢者の認知症とサイコエデュケーション．老年精神医学雑誌，**17**（3）：302-306（2006）．

15) 松下正明：高齢社会と老年精神医学．（日本老年精神医学会編）改訂・老年精神医学講座；総論，1-11，ワールドプランニング，東京（2009）．

16) 松下正明：認知症（DSM-5）および軽度認知障害（DSM-5）；精神医学思想における意義．（神庭重信総編集，池田　学編集）DSM-5 を読み解く；

伝統的精神病理，DSM-Ⅳ，ICD-10 をふまえた新時代の精神科診断・5 ―
神経認知障害群，パーソナリティ障害群，性別違和，パラフィリア障害群，
性機能不全群，20-30，中山書店，東京（2014）．

17) 仲秋秀太郎，佐藤順子：実行機能；その概念と評価法．老年精神医学雑
誌，**26**（3）：248-256（2015）．

18) 成田健一：高齢者のパーソナリティ．老年精神医学雑誌，**26**（12）：
1405-1416（2015）．

19) 長田久雄，佐野智子，森田恵子：高齢者の感覚の特徴．老年精神医学雑
誌，**26**（3）：305-317（2015）．

20) 苧阪直行：ワーキングメモリとコグニティブエイジング．老年精神医学
雑誌，**26**（9）：1039-1046（2015）．

21) 齊藤　智，三宅　晶：実行機能の概念と最近の研究動向．（湯澤正通，湯
澤美紀編）ワーキングメモリと教育，27-45，北大路書房，京都（2014）．

22) 斎藤正彦：精神療法と環境療法．（本間　昭，武田雅俊責任編集）臨床精
神医学講座・第 12 巻；老年期精神障害，353-363，中山書店，東京
（1998）．

23) 斎藤正彦（監）：徴候と対応がイラストでよくわかる家族の認知症に気づ
いて支える本．小学館，東京（2013）．

24) 佐藤眞一：老年心理学研究の最前線．老年精神医学雑誌，**26**（1）：77-83
（2015）．

25) 清水寛之：高齢者のメタ記憶．老年精神医学雑誌，**26**（8）：919-926
（2015）．

26) 品川俊一郎：学習と記憶；その概念と評価法．老年精神医学雑誌，**26**
（3）：257-263（2015）．

27) 田渕　肇，沖村　宰，三村　將：DSM-5 における神経認知障害（NCD）
の神経認知領域；その背景と意義．老年精神医学雑誌，**26**（3）：237-241
（2015）．

28) 高橋正雄：病みながら生きるという生き方．（齋藤高雅，高橋正雄編）中
高年の心理臨床，63-74，放送大学教育振興会；NHK 出版，東京（2014）．

29) 武田景敏：複雑性注意；その概念と評価法．老年精神医学雑誌，**26**（3）：
242-247（2015）．

30) 渡部　諭：高齢者の意思決定．老年精神医学雑誌，**26**（10）：1157-1164
（2015）．

31) 山中克夫：高齢者の知能．老年精神医学雑誌，**26**（2）：197-202（2015）．

（松田　修）

索　引

●和文索引

【あ行】

味つけの確認　45
アセスメント　200,217
アップデート課題　132
アルツハイマー病　40,68,120,135
安全対策　45
意思決定　139,140,141
痛みの経験と記憶　106
1次的制御　5
一貫性　176
一般的記憶信念尺度　115
遺伝的要因　177
意味記憶　88,99
意味情報　99
ウィスコンシンカード分類課題　56
ウェクスラー成人知能検査改訂版　17
ウェクスラー成人知能検査第Ⅲ版　86,207
ウェルビーイング　158
英国放送協会　134
エイジング・パラドクス　104
駅施設利用課題　21
エピソード記憶　88,99,127
エピソードバッファ　127,128
横断法　86
オペレーションスパン　131
音韻隣接語　69
音韻ループ　127,128
温覚閾値　43
音楽療法　204
音源定位　35

【か行】

概括化　102
介護　162,166
介護ロボット　136

外傷　44
回想法　200,204,219
改訂長谷川式簡易知能評価スケール　200
外的記憶方略　118
介入　200
海馬　75
香り刺激　45
確実性効果　147
学習判断　114
学習容易性判断　114
確信度判断　115
獲得　6
獲得的レジリエンス　183
可能自己　186
加齢　84,126,176,180
加齢黄斑変性　30
加齢性難聴　33
加齢による能力変化　217
加齢変化　28,40
感音性難聴　34
感覚　27,28
感覚機能　44
眼窩前頭葉皮質　132
眼球運動　55,68
環境対策　45
環境要因　184
感情調整　102,103
緩和モデル（交互作用モデル）　185
記憶　83,84
記憶機能　98
記憶機能質問紙　115
記憶コントロール　113
記憶の再構成　101
記憶方略　118
記憶モニタリング　113,118

危険臭の感知　43
気質　175,176
記述的意思決定　140
記述普遍性　142
期待効用理論　140,142,144
既知感判断　114
機能的側面　156
規範的意思決定　140
気分一致記憶　102
気分不一致記憶　103
嗅覚　40
嗅球　40
嗅細胞　40
虚弱　23
近見視力　28
空間方位テスト　135
グループ活動　163,164
グレア　29
経験抽出法　151
軽度認知障害　120,128,203,221
計量書誌学　175
計量書誌学的検討　178
結晶性知能　16
結晶性能力　18
限界効用逓減の法則　145
言語機能　65
言語性知能　17
言語性のワーキングメモリ　127
言語理解　17
現実見当識訓練　204
語彙競合　69
語彙ネットワーク　71,73
語彙判断課題　70
行為のし忘れ　126
高血圧　23
交互作用効果　185
高次認知機能　67
恒常の要因　177
構造的側面　156
巧緻性低下　45
後頭前頭シフト　61

行動的意思決定理論　140
行動的過程　160
広範的能力　18
幸福感　105
効用関数　146
高齢期の発達課題　97,107
高齢者介護　207
高齢者研究　178
語音明瞭度　34
コグニティブエイジング　125,129
互恵性　159
心の理論　129
呼称課題　71
個人間差　176,180,182
個人差　126,176,188
個人内差　176,180
個人内変動　182
個人内要因　184
孤独　157,159
コミュニケーション・ストラテジー　37
コンパニオンシップ　157
【さ行】
最小可聴値　32
作動記憶　87
サポート　157
ジオプター　28
視覚機能　28
視覚・空間的スケッチパッド　127,128
視覚情報処理速度　28
視覚処理　18
視覚探索課題　54
視覚的な探索　28
視覚パタンスパンテスト　134
視覚ワーキングメモリ課題　130
歯牙欠損　42
自記式尺度　180
磁気ループシステム　38
視空間スケッチパッド　127
視空間性ワーキングメモリ　127
自己　186,189
自己意識　136

自己-記憶システム　101
自己機能　101
自己理解　183
指示機能　101
資質　176
資質的レジリエンス　183
システマティック処理　148
自尊感情　186,187,188
自尊心　186
室温計　45
実行機能　51
実行系　125,128
実行系機能　127,132,133
湿度計　45
自伝的記憶　91,92,97,98
シナプス　75
社会活動　155,157,161,162
社会関係　155,156,157,158,159,160
社会機能　101
社会経済的地位　183
社会参加　161
社会情動的選択性理論　4,104,148
社会的孤立　157,159,167
社会的統合　156,157,158,159
社会的ネットワーク　156,157
社会的役割　155,166
社会認知的相互作用理論　176,180
社会脳　133
縦断研究　161
縦断法　86
主観的健康感　86
手段的サポート　157,159
手段的日常生活動作　218
手段的日常生活動作能力　60
出現頻度　72
受領したサポート　158
純音聴力検査　32
準言語　39
順応　29
生涯発達心理学　2
生涯発達モデル　3

生涯発達理論　3
情緒的サポート　157,159
焦点調節能力　28
情動　148
情動調節　149
情動的安定性　182
初期-後期シフト　62
食の偏り　43
処理速度　17
視力や聴力の低下　22
神経認知領域　215
神経認知領域の心理アセスメント　221
神経の補償力　9
神経の予備力　8
人工内耳　38
身体活動　160,163
身体的健康　159,160
心的辞書　69
心理アセスメント　200
心理教育　219
心理社会的発達理論　97,101
心理的過程　160
心理的なウェルビーイング　158
心理療法　219
遂行機能　51
数字シンボルテスト　131
数字スパン　134
ストループ課題　53
ストループ効果　53
ストループテスト　70
ストレス緩衝効果　158
ストレスコーピング　222
スピード　18
スペリング課題　74
性格　175
生活スタイル　10
生活の質　2,31
成人期メタ記憶尺度　115
精神的回復力　182
生理的過程　160
積極性効果　149

全口腔法　41
前向性健忘　75
全身性疾患　42
全体コスト　57
選択確率関数　145,147
選択・最適化・補償モデル　148
前頭前野　132
前頭前野背外側領域　128,132
前頭葉　52,132
前部帯状皮質　132
相互作用モデル　177
喪失　6
喪失体験　102
ソーシャルサポート　157
ソースモニタリング判断　115
足部の閾値　43
損失　145,148
【た行】
体温調節機能　44
唾液分泌量低下　42
短期記憶　18,87
単語完成課題　74
単語産出　70
単語想起課題　71
単語認知　66
単純課題　135,136
弾力性　182
知覚感度　66
知覚されたサポート　158
知覚推理　17
知的活動　163
知能　15
チャレンジング行動　206
注意の捕捉　55
中央実行系　128
聴覚　32
聴覚的ハンディキャップ　37
長期記憶　87
調味料の計測　45
低温火傷　44
低頻度語　72

適応的ストラテジー　39
デジャヴュ　115
手続き記憶　91,127
伝音性難聴　34
転倒　31,44
展望記憶　93
展望的記憶　7
統合　97
動作性知能　17
動体視力　28
特質　85
特性5因子　181,182
特性5因子モデル　180
特徴バインディングテスト　134
トップダウン　52
【な行】
内側前頭前野　129,132
内的記憶方略　118
ナンスタディ　9
2型糖尿病　23
2次的の制御　5
二重課題　127,135,136
二重過程モデル　4
二重システム・モデル　148
日常記憶質問紙　116
日常生活動作　31,158
日本臨床心理士会　216
認知行動療法　219
認知刺激　204
認知症短期集中リハビリテーションプロ
　グラム　204
認知症の行動・心理症状　204
認知的介入　204
認知的クロノエスノグラフィー　21
認知的再評価　103
認知的柔軟性　56
認知トレーニング　9
認知の予備力　8,10
認知リハビリテーション　219
ネガティビティ・バイアス　105,145
ネガティブな相互作用　157,158

索　引　231

ネガティブ・フレーム　142
ネットワークサイズ　156
ノイズ　67
脳活性化リハビリテーション　204
脳のメモ帳　126
脳の予備力　8
【は行】
配分プロセス　3
パーキンソン病　40
白内障　30
パーソナリティ　175,176,177,180,182
パーソナリティ研究　176,178,179,188
パーソナリティの5因子　181
バックワード数字スパン課題　131
発達段階　177
発達的調整作用　5
反応速度　129
非言語的配慮　40
筆談ボード　38
皮膚感覚　40
皮膚保護　45
非薬物療法　204
ヒューリスティック処理　148
ヒューリスティックス　141
表出抑制　103
腹外側領域　132
部分コスト　58
プライミング　73
フラミンガム・スタディ　67
プラン　127
プランニング　59
振り込め詐欺　150
フレイル　23,165,202
ブレインマシンインターフェース　137
フレーミング効果　141,142
プレクリニカル・アルツハイマー病　203
プレフレイル　23
プロスペクト理論　144
プロダクティブな活動　161,163,164,166
変化検出課題　130

ポジティビティ・エフェクト　105
ポジティビティ効果　4,20,149
ポジティブ選好性　4
ポジティブ・フレーム　142
補償モデル（主効果モデル）　185
補償を伴う選択的最適化理論　6,20
保続エラー　57
ボランティア活動　163,164
【ま行】
孫の育児　166
味覚　40
味覚閾値　41
耳鳴り　35
無関連な思考　53
メタ記憶　7,111,112,115
メタ記憶質問紙　113
メタ記憶的活動　113,114,116
メタ記憶的コントロール　113
メタ記憶の知識　112,114,115
メタ認知　112
メタ認知的モニタリング　113
メタ分析　90,159,181,187
もの忘れ　126
【や行】
薬物療法　42
役割過重　167
役割葛藤　167
幼児期健忘　92,100
余暇活動　157,163,164
抑制　133
抑制機能　53
【ら行】
ランニングメモリスパン　131
リアリティー・オリエンテーション　204,219
リクルートメント現象　35
リーディングスパン　88,131
リーディングスパン課題　132
リーディングスパンテスト　127
利得　145,148
流動性知能　16

流動性能力　18
緑内障　30
臨床心理学　197
冷覚閾値　43
冷暖房器具　44
レーヴン色彩マトリックス検査　131
レジリエンス　182,183,222
レジリエンス要因　184
レミニセンスバンプ　99,100
老年期　2,198
老年心理学　2,219
老年心理学研究　1,215
老年臨床心理学　197
ろ紙ディスク法　41
ロンドンの塔課題　59
【わ行】
ワーキングメモリ　17,52,87,125,126,134
ワーキングメモリの容量　126
ワーキングメモリスパン　134

●欧文索引
【A〜W】
ACC（anterior cingulate cortex）　132
activities of daily living　31,158
ADL（activities of daily living）　31,158
aging　84
Aging Paradox　6,104,185
anterior cingulate cortex　132
attentional capture　55
autobiographical memory　98
AX-continuous performance task　61
AX-CPT（AX-continuous performance task）　61
BBC　133
behavioral and psychological symptoms of dementia　204
behavioral decision theory　140
BPSD（behavioral and psychological symptoms of dementia）　204
brain reserve　8
Cattell-Horn-Carroll（CHC）モデル　18

CB（challenging behavior）　206
CCE（cognitive chrono-ethnography）　21
certainty effect　147
challenging behavior　206
character　175
CHC モデル　18
cognitive activity　163
cognitive aging　129
cognitive chrono-ethnography　21
cognitive flexibility　56
cognitive reappraisal　103
cognitive reserve　8
cognitive stimulation　204
companionship　157
crystalized intelligence　16
CS（cognitive stimulation）　204
demographic　85
description invariance　142
descriptive decision　140
developmental regulation　5
Diagnostic and Statistical Manual of Mental Disorders, Fifth Edition　221
disposition　176
DLPFC（dorsolateral prefrontal cortex）　128,132
dorsolateral prefrontal cortex　128
DSM-5（Diagnostic and Statistical Manual of Mental Disorders, Fifth Edition）　200,221
dual system model　148
early to late shift with aging　62
ELAS（early to late shift with aging）　62
emotion regulation　102,149
emotional　157
EMQ（Everyday Memory Questionnaire）　116
Everyday Memory Questionnaire　116
executive function　132
expected utility theory　140
experience sampling method　151

expressive suppression 103
fluid intelligence 16
frailty 23,165,202
framing effect 142
gain 145,148
GBMI (General Belief about Memory Instrument) 115
Gc 18
General Belief about Memory Instrument 115
Gf 18
GLIDE-STRIDE 理論 182
Gs 18
Gsm 18
Gv 18
HDS-R 200
Health and Retirement Study 161
Hearing Handicap Inventory for the Elderly-Screening 37
heuristic processing 148
heuristics 141
HHIE-S (Hearing Handicap Inventory for the Elderly-Screening) 37
HRS (Health and Retirement Study) 161
IADL (instrumental activities of daily living) 60,218
IIV (intraindividual variability) 182
inhibition 52
instrument effect 18
instrumental 157
instrumental activities of daily living 60,218
intellectual activity 163
inter-individual differences 176
intra-individual differences 176
intraindividual variability 182
law of diminishing marginal utility 145
leisure activity 163
life-span developmental psychology 2
loss 145,148

MCI (mild cognitive impairment) 120, 128,203,221
mean-level change 181
medial PFC 132
memory control 113
Memory Functioning Questionnaire 116
memory monitoring 113
mental activity 163
meta analyses 90
metacognition 112
metacognitive control 113
metacognitive monitoring 113
metamemory 112
Metamemory in Adulthood 115
metamemory questionnaire 113
MFQ (Memory Functioning Questionnaire) 116
MIA (Metamemory in Adulthood) 115
mild cognitive impairment 128
mind wandering 53
Mini-Mental State Examination 68,200
MMSE (Mini-Mental State Examination) 68,200
mood congruent memory 102
mood incongruent memory 103
MPFC (medial PFC) 129,132
negative frame 142
negative interaction/exchange 157
negativity bias 145
NEO-PI-R 180
NEO-PI-3 180
neural compensation 9
neural reserve 8
normative decision 140
Nun Study 9
n-バック課題 88,131
OCEAN モデル 180
OFC (orbitofrontal cortex) 132
OPS モデル (two dimensional model of optimization in primary and secondary control) 5

orbitofrontal cortex　132
PASA（posterior-anterior shift with aging）　61
perceived　158
personality　178
PFC（prefrontal cortex）　132
physical activity　163
positive frame　142
positive preference　4
positivity effect　4,20,149
possible self　186
posterior-anterior shift with aging　61
prefrontal cortex　132
PRI　17
primary control　5
productive activity　163
prospect theory　144
PSI　17
QOL（quality of life）　2,31
quality of life　2,31
rank order consistency　181
reality orientation　204
received　158
reminiscence bump　92,100
resilience　182
RO（reality orientation）　204
role conflict　167
role overload　167
secondary control　5
selective optimization with compensation　6,20
self-esteem　186
self-memory system　101
SES（social economic status）183
shifting　52
slip of the tongue　71
SN 比　68
SOC（selective optimization with compensation）　6,20
social activity　161
social economic status　183

social integration　156
social isolation　157
social network　156
social participation　161
social relationships　156
social support　157
socioemotional selectivity theory　4,104,148
SOT（slip of the tongue）　71
SST（socioemotional selectivity theory）　4,104,148
stress buffering effect　158
Stroop test　70
systematic processing　148
temperament　175
terminal cognitive decline　24
time-lag effect　18
tip of the tongue　7,70
tip-of-the-tongue　72,115
TOT（tip-of-the-tongue）　72
TOT 現象（tip of the tongue）　7
TOT 状態　115,117
two dimensional model of optimization in primary and secondary control　5
updating　52
VCI　17
ventrolateral PFC　132
VLPFC（ventrolateral PFC）　132
WAIS-Ⅲ（Wechsler Adult Intelligence Scale-Third Edition）　86,88,207
WAIS-Ⅳ　17
WAIS-R（Wechsler Adult Intelligence Scale-Revised）　17
WCST（Wisconsin card sorting test）　56
Wechsler Adult Intelligence Scale-Revised　17
Wechsler Adult Intelligence Scale-Third Edition　86,207
Wisconsin card sorting test　56
WMI　17
working memory　126

最新老年心理学
—— 老年精神医学に求められる心理学とは ——

| 2018 年 7 月 10 日 | 第 1 版第 1 刷発行 |
| 2024 年 6 月 30 日 | 第 1 版第 4 刷発行 |

定　　価	本体 2,400 円 + 税
編 著 者	松田　修
発 行 者	吉岡正行
発 行 所	株式会社 ワールドプランニング
	〒162-0825　東京都新宿区神楽坂4-1-1 オザワビル
	Tel：03-5206-7431（代）　Fax：03-5206-7757
	E-mail：wp-office@worldpl.co.jp
	https://worldpl.co.jp
振替口座	00150-7-535934
印 刷 所	株式会社 外為印刷

©2018, World Planning Co., LTD.
ISBN978-4-86351-142-2